JN001101

看護のピンチ!

「しまった!」──そのときどうする

編集 道又 元裕

照林社

CONTENTS

その他

装丁：山﨑平太（ヘイタデザイン）
本文イラストレーション：SUNNY.FORMMART、フクイヒロシ
本文 DTP：明昌堂

- 本書で紹介しているアセスメント、治療・ケアの方法などは、著者の臨床例をもとに展開しています。実践により得られた方法を普遍化すべく万全を尽くしておりますが、万一、本書の記載内容によって不測の事故等が起こった場合、著者・出版社はその責を負いかねますことをご了承ください。
- 本書に記載しております機器・薬剤等の選択・使用にあたっては、個々の添付文書や取り扱い説明書を参照し、適応や使用法等については常にご確認ください。
- 本書掲載の画像は、臨床例の中からご本人・ご家族の同意を得て使用しています。

執筆者一覧（敬称略）

編集

道又元裕
Critical Care Research Institute（CCRI）代表理事

執筆（掲載順）

岡田晋太郎
福岡市民病院 看護部、集中ケア認定看護師

栗木公孝
嶋田病院 看護部、クリティカルケア認定看護師

世戸理恵子
兵庫医科大学病院 看護部、クリティカルケア認定看護師

武見和基
日本医科大学多摩永山病院看護部、集中ケア認定看護師

後藤順一
河北総合病院看護部、急性・重症患者看護専門看護師

和田秀一
福岡徳洲会病院 看護部、集中ケア認定看護師

山下美由紀
河北総合病院 看護部、手術看護認定看護師

林　真理
製鉄記念八幡病院看護部、集中ケア認定看護師

西本陽介
市立奈良病院看護部、集中ケア認定看護師

山川貴史
沖縄県立南部医療センター・こども医療センター看護部、
クリティカルケア認定看護師

山守めぐみ
JA愛知厚生連海南病院看護部、集中ケア認定看護師

山本昌弘
尾道市立総合医療センター 尾道市立市民病院看護部、
集中ケア認定看護師

赤石直毅
千葉県こども病院、集中ケア認定看護師

石田恵充佳
東京医科歯科大学病院看護部、感染症看護専門看護師・
集中ケア認定看護師

金　姫静
河北総合病院看護部、救急看護認定看護師

帯刀朋代
東京医科大学病院看護部、皮膚・排泄ケア認定看護師

佃　美里
長浜赤十字病院看護部、集中ケア認定看護師

門脇芳美
東大和病院看護部、脳卒中看護認定看護師

小池直人
新潟県立新発田病院看護部、集中ケア認定看護師

濱田将芳
浜田薬局

戸坂優花
河北総合病院薬剤科

上門大介
那覇市立病院集中治療室

横山　亮
河北総合病院薬剤科

山口貴子
日本医科大学武蔵小杉病院看護部、
クリティカルケア認定看護師

小暮宗介
河北総合病院薬剤科 副科長

松井貴生
総合大雄会病院看護部、集中ケア認定看護師

山﨑優介
広島市立北部医療センタ　安佐市民病院看護部、
糖尿病看護認定看護師

本書の特徴

本書は、現場で起こりがちな「しまった！　どうしよう？」という場面をイラストで紹介し、「なぜ起こったか」「どうやって切り抜けるか」を解説し、そこから「ピンチを切りぬける鉄則」を導き出しています。

まず、タイトルの絵を見て現場の状況を把握し、起こった原因・要因を理解し、そんなときどうやってピンチを切り抜けるかを体得してください。

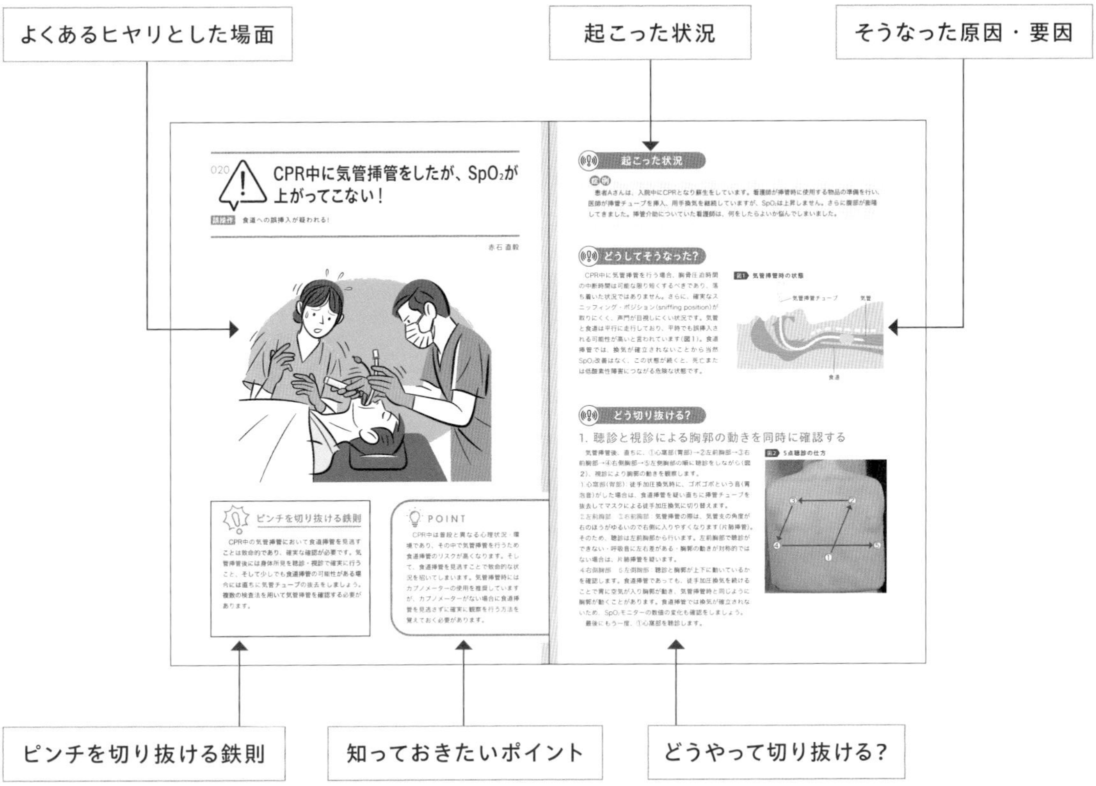

001

体位調整したら、急に血圧が低下した！

合併症　右側臥位にすると、気分不良を訴え、血圧が低下した！

岡田 晋太郎

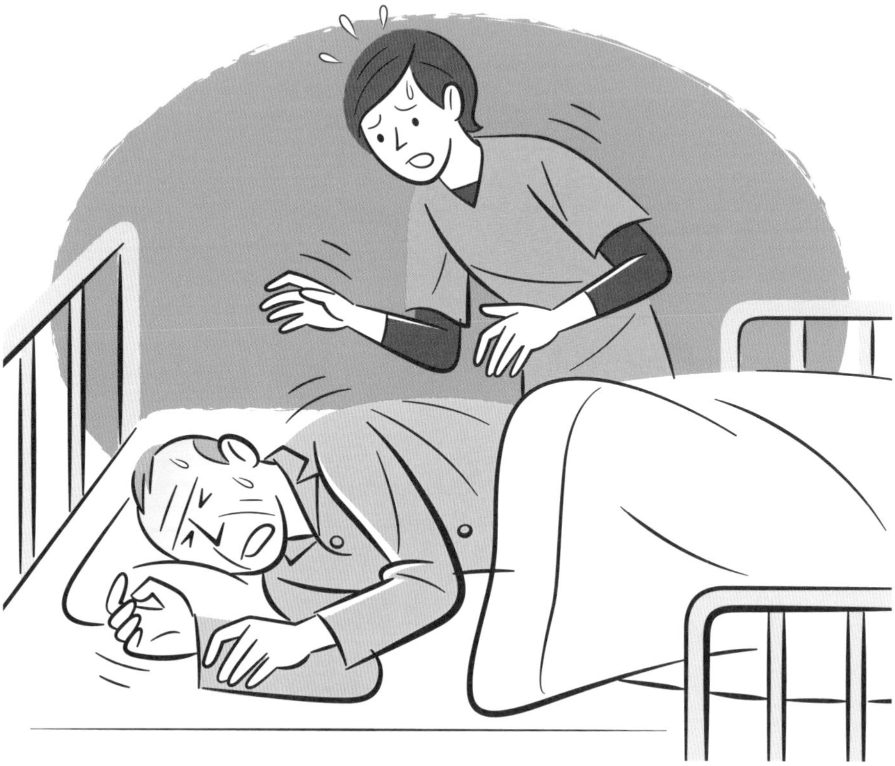

ピンチを切り抜ける鉄則

体位調整だけでなく、看護ケアを行う際には、患者さんの既往と現在受けている侵襲度をアセスメントし、その状況に応じて慎重に行うことが必要です。時には、ケアを行わない、あるいは最小限にするという判断をすることも大切な選択であることを認識しましょう。可能な限り、患者さんの苦痛を低減するケアを行うことが重要です。

POINT

ケアを行うときには、さまざまな要因によって起こる「生体内の恒常性を乱す事象」をアセスメントすることが重要です。

特に、集中治療室などで高度な侵襲を受けた患者さんには、いっそうの注意が必要です。

起こった状況

症例

85歳の患者Aさん。食道がん術後２日目に集中治療室から一般病棟へ退出しました。集中治療室でリハビリ中に気分不良となり、離床を延期した経緯があります。一般病棟へ退出後、痛みで寝返りができないため、介助で右側臥位をとっていました。その際、気分不良の訴えと血圧低下がありました。

どうしてそうなった?

解剖学的に、右側臥位では重力の影響により、肺や心臓の重さが上下大静脈に加わり、血管や右房を圧迫する場合があります。それにより心臓に戻ってくる血液量が低下するために血圧が低下する可能性があります。このような状況下での血圧低下は、カテコラミン投与中や脱水傾向の患者さんで起こりやすいと言われています。

ショックは言うまでもないですが、脱水、特に高度な侵襲を受けた患者さんには注意が必要です。高度な侵襲を受けた患者さんは、身体の生体反応として血管透過性が亢進します(**図1**)。血管内の水分が血管外に滲出した状態であり、血管内は脱水となります。血圧が低下したのは、この脱水状況下での右側臥位と考えられます。

図1 血管透過性の亢進

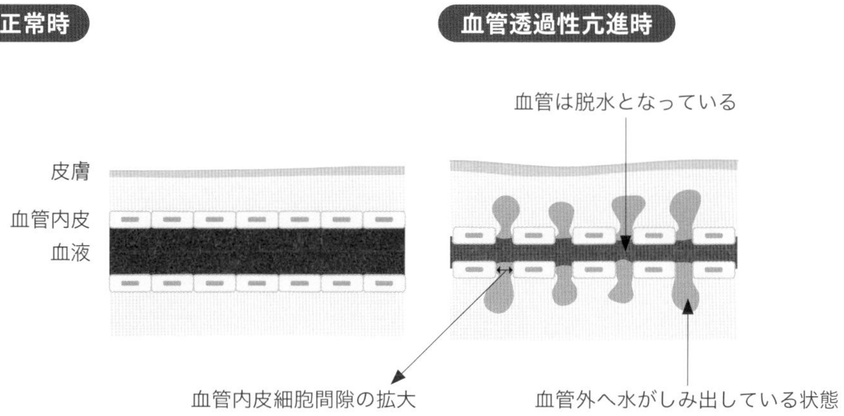

どう切り抜ける?

1. 患者さんの状況を把握する

患者さんが、侵襲度の高い刺激を受けていないかどうかを確認します。手術は生体の内部環境を乱す外部からの刺激となります。手術の種類によっても侵襲度は変わってきます(**図2**)。そのため、受け持つ患者さんの侵襲度がどの程度なのかを確認しましょう。また、手術による侵襲以外に、外傷、熱傷、出血、中毒、感染、脱水、強い痛みなどがあります。最も身体に影響を及ぼす侵襲は、ショックです(**図3**)。

図2 術式別手術侵襲スコア(SSS)

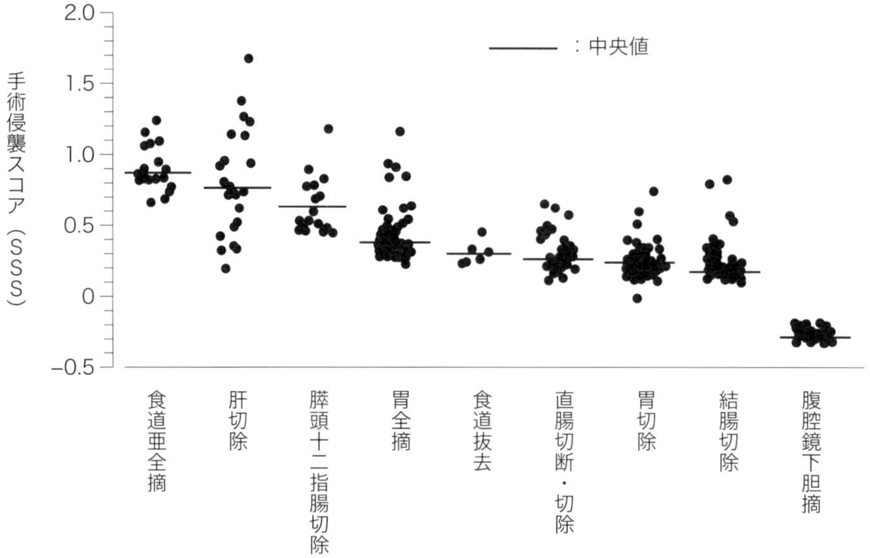

小川道雄，齋藤英昭：臨床侵襲学．臨床に生かす侵襲学のすべて．へるす出版，東京，1998：133

図3 侵襲の程度と組織障害

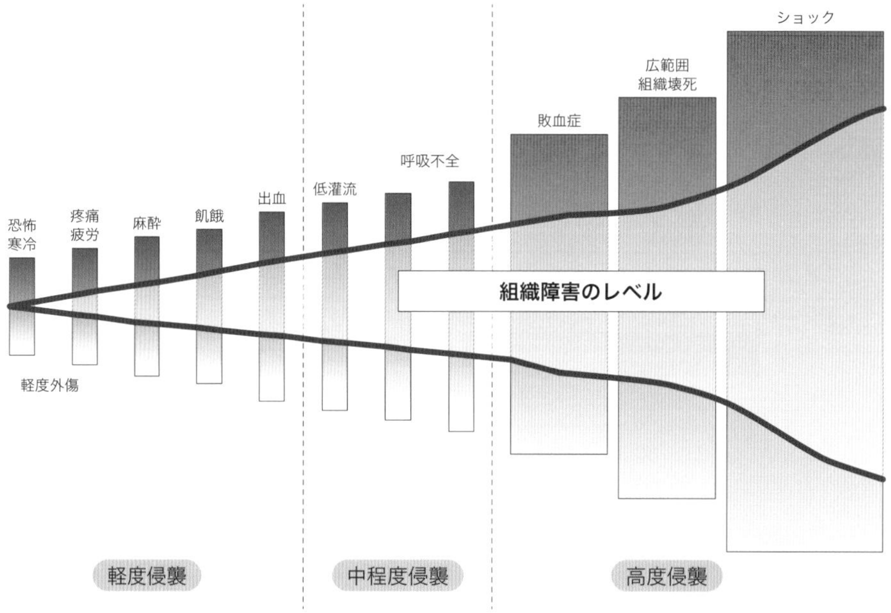

道又元裕：アセスメントに役立つ！急変・重症患者に起こっている「異変」の根拠．月刊ナーシング 2014；34(12)：123

2. 侵襲度の高い刺激を受けている患者さんのケアは慎重に行う

侵襲を受けた患者さんは、生体反応により、恒常性を保とうしています。侵襲が高いと生体反応によって酸素の供給と需要のバランスを保つことが難しくなります。そのため、看護ケアは「酸素供給を低下させない」「酸素需要を増加させない」ようにする必要があります。つまり、血圧低下や交感神経を急激過度に刺激するようなケアを避ける必要があります。

高い侵襲刺激を受けている患者さんは、側臥位になるだけでも血圧が低下します。この血圧低下により酸素供給は低下するので、このような患者さんに対する体位調整は、あえて除圧のみにすることを考慮します。体位調整を行うのであれば、患者さんの負担を最小限にするために数人でゆっくり行いましょう。

また、身体がずれたり、ねじれたりし、患者さんが不快に思う体位は交感神経を刺激し、酸素需要を増加させます。患者さんが楽と思う体位に調整できるように配慮しましょう。

体位変換以外にも不要な気道吸引を避ける、保清ケアは寒冷刺激を避ける、痛みのコントロール、睡眠コントロール、せん妄予防など交感神経を刺激しないようにケアを行っていくことが肝要です。

参考文献

1．星野晴彦，櫻本秀明：体位で血圧は容易に変化するのか？．ICNR 2015：25-29.
2．道又元裕：みる・聞く・読むで楽に学べる　道又元裕のショックと侵襲の講義 実況中継．Gakken, 東京，2016.

002

気管切開患者にトラキマスクで酸素投与中、努力呼吸が出現した！

合併症　マスクがはずれて、気管切開孔を塞いでいた！

栗木 公孝

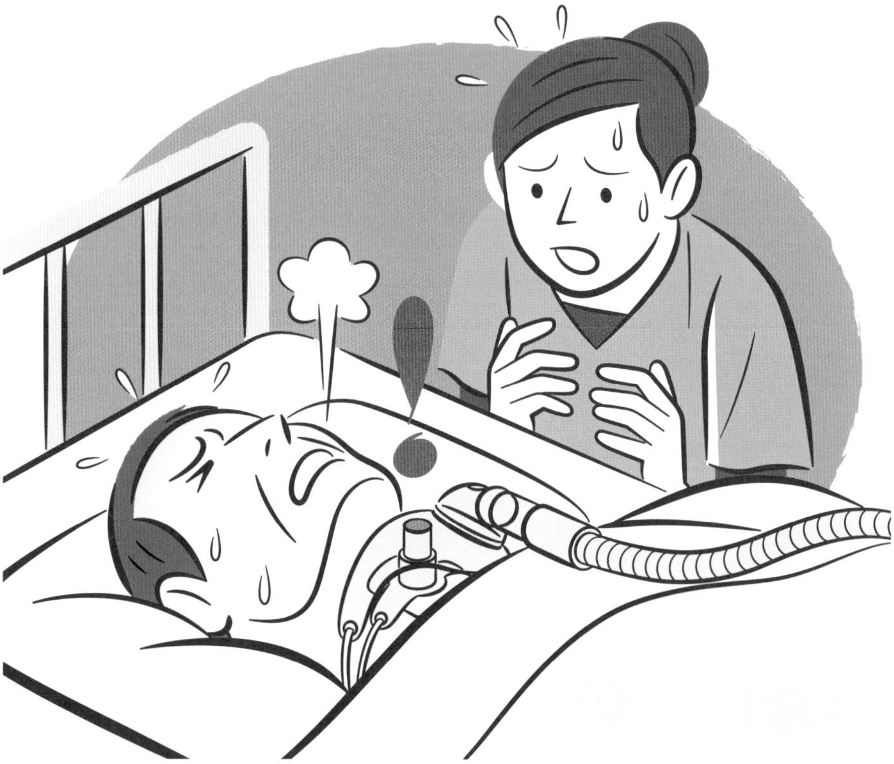

ピンチを切り抜ける鉄則

固定ストラップの緩みや体動などマスクのずれが生じる危険性がある場合は、生体情報モニタを併用することで異常の早期発見につなげることができます。

トラキマスクの特性と安全性を理解し、閉塞リスクの高い患者さんの場合は使用するT型コネクタなど別製品を検討します。

POINT

患者さんの体動や固定状態などによりトラキマスクの装着位置にずれが生じた場合、マスクが気管切開チューブのコネクタ口を塞ぎ、気道を閉塞する恐れがあるため、リスクを考慮して使用を検討します。トラキマスクを使用する際は、患者さんの状態に応じて生体情報モニタを併用しながら呼吸パターンを注意深く観察・アセスメントする必要があります。

起こった状況

症例

患者Aさんは気管切開チューブを装着し、トラキマスクを使用し酸素投与を行っていました。Aさんは体動が多くトラキマスクのずれを生じやすい状況でした。装着していた生体モニタ（心電図モニタ）の酸素飽和度低下のアラームが鳴り、看護師が訪室したところ、Aさんは努力呼吸が認められ、蒼白となり、四肢はチアノーゼ症状を認めました。

どうしてそうなった?

患者さんの体動によりトラキマスクを固定するバンドが緩みマスクがずれ、気管切開チューブのコネクタ口がトラキマスクにより塞がれた状態です。そのため、マスクにより気切口が閉塞したことで呼吸による空気の流入が妨げられることで気道閉塞となりました。空気の通り道が塞がることで、吸気仕事量（弾性仕事量）が増加し、呼吸補助筋を使用した呼吸パターンとなり努力呼吸が出現しました。

どう切り抜ける?

1. 気管切開患者の酸素療法の選択

人工呼吸管理は必要ありませんが、気管切開チューブが挿入され、酸素療法が必要な患者さんは上気道がバイパスされているため、必ず加温加湿が必要になります。

加温加湿の方法としては、酸素療法における加温加湿か、人工鼻の装着のどちらかがあり、酸素流量によっていずれかを選択します（**図1**）[1]。

図1 気管切開患者における酸素療法の選択

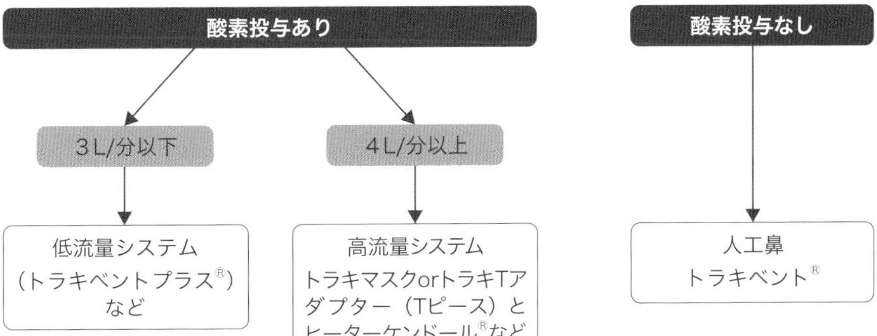

道又元裕：新 人工呼吸ケアのすべてがわかる本．照林社，東京，2018：122．より引用

酸素投与の必要がない場合は人工鼻（トラキベント®）を使用し、低流量システム（酸素3L/分以下）の場合はトラキベントプラス®を使用します。

また、高流量システム（酸素4L/分以上）の場合は、トラキマスクまたはトラキTアダプター（Tピース）とヒーターケンドール®などを使用して酸素投与を行います。

2. トラキマスク使用時の注意点

トラキマスクを使用する際は、マスクの固定が緩いと患者さんの体動などによりマスクがずれ、マスクによるチューブ閉塞のリスクがあるため(**図2**)、マスクがずれないよう固定します(**図3**)。

また、マスクがずれやすい患者さんや閉塞リスクのある場合は、生体情報モニタを併用することで、変化の早期発見につながります。

トラキマスクを使用する場合は、呼吸異常を早期に発見する必要があります。緊急かつ注意を要する呼吸状態に「上気道閉塞」があります。通常、吸気時に胸郭も腹部も拡張していきますが、空気の通り道である気道が閉塞すると胸部と腹部が同期せず、吸気時に上腹部が陥没する呼吸パターン(シーソー呼吸)になります。視診で患者さんの頸部から胸を観察し、吸気時に胸骨部、鎖骨上部の陥没、首周りの筋肉を使用した呼吸パターンの場合、空気の通りが悪いと考え、直ちに空気の通り道(気道)を確保する必要があります。

図2 マスクがずれてチューブを閉塞

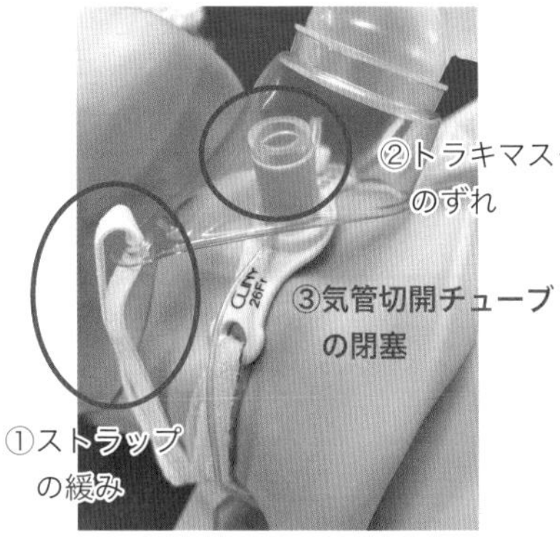

図3 トラキマスク固定

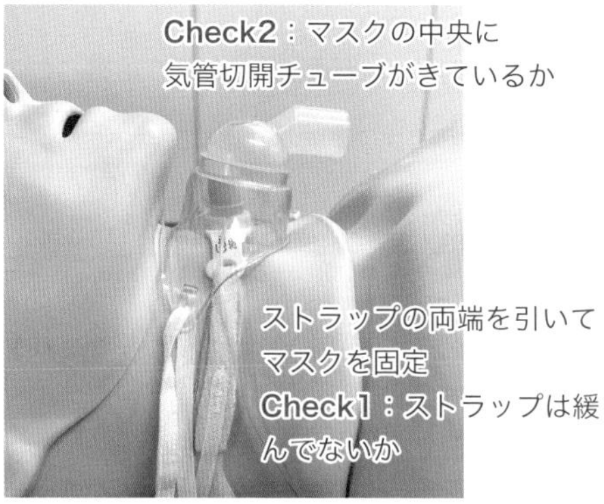

3. 他の製品も検討する

トラキマスクと同じ使用目的を有する製品として、気管切開チューブに接続して使用する、人工鼻やT型コネクタもあるため、患者さんの体動や固定状態によりチューブ閉塞のリスクがある場合は、それらを使用することで、気管切開チューブ閉塞のリスクがなく安全に酸素供給を行うことができます(**図4**)。

図4 人工鼻装着時の酸素療法

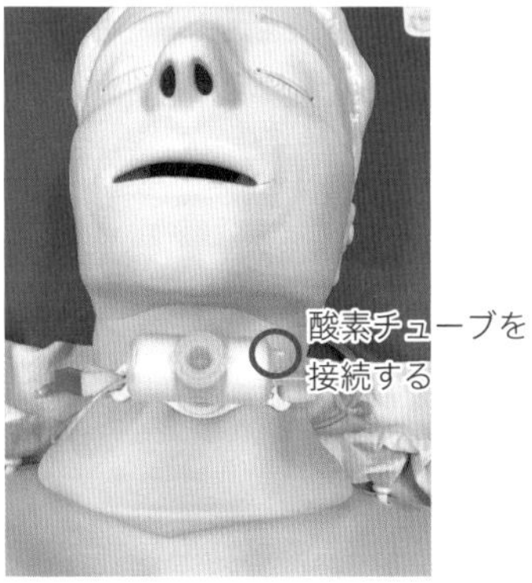

引用文献

1．道又元裕：新 人工呼吸ケアのすべてがわかる本．照林社，東京，2018：122．

参考文献

1．医薬品医療機器総合機構 PMDA 医療安全情報：https://www.pmda.go.jp/files/000145217.pdf(2024/3/18アクセス)
2．トラキマスク取扱説明書：https://www.j-mednext.co.jp/cms/wp-content/uploads/2017/12/gm-14.pdf(2024/3/18アクセス)

003 気管切開患者の気管カニューレ交換後、皮下気腫ができた!

合併症 気管カニューレが皮下迷入した際、どう対応すればいいかわからなくて迷った

世戸 理恵子

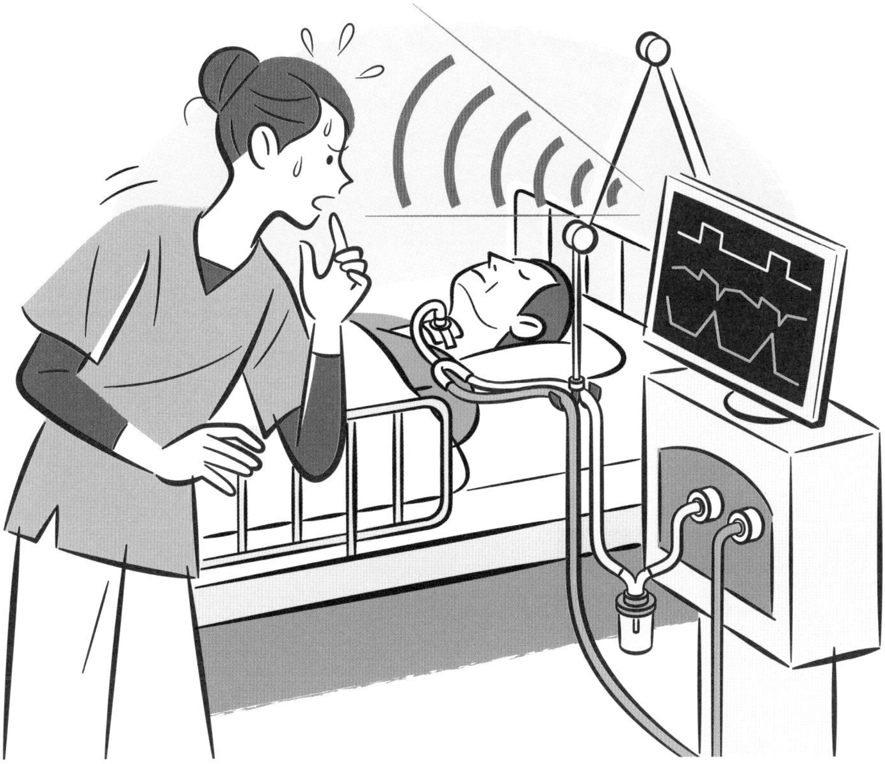

ピンチを切り抜ける鉄則

気管カニューレの皮下迷入を防ぐためには、気管カニューレ交換時にバッグバルブマスクによる換気で胸郭の動きを確認することやE_tCO_2モニタの装着によって気管にチューブが入ったことを必ず確認することが大切です。また、気管切開術後早期は、肉芽の形成が不十分であることから、皮下迷入のリスクが高いことを念頭に置いて、カニューレ交換を行うことが必要です。

POINT

気管切開患者のカニューレ交換時に注意しないといけないのが、皮下迷入です。交換時に留置位置を誤ってしまうと皮下気腫が生じてしまい、呼吸状態の悪化を招いてしまいます。そのため、気管カニューレ交換時には、正しい位置に気管カニューレが挿入されているか確認し、呼吸状態や皮下気腫の有無を必ず観察しながら実施しなくてはいけません。

起こった状況

症例

患者Aさん。誤嚥性肺炎による呼吸不全で入院し、気管挿管管理となり、人工呼吸器からの離脱が困難のため、気管挿管２週間後に経皮的気管切開を行いました。気管切開１週間後、初めての気管カニューレ交換です。医師とともに気管カニューレを交換した後、皮下気腫が発生してしまい、人工呼吸器の換気不良アラームが鳴りSpO_2の低下が見られました。受け持ち看護師は何が起こったかわからずオロオロしています。

どうしてそうなった?

気管切開術後早期（およそ２週間程度）は、創部の気管・筋肉・甲状腺の間の肉芽の形成が不十分であり、気管孔の瘻孔が完成していないため、気管カニューレの逸脱・迷入によるリスクが大きいと言われています（**図１**）。

図1 気管カニューレ皮下迷入

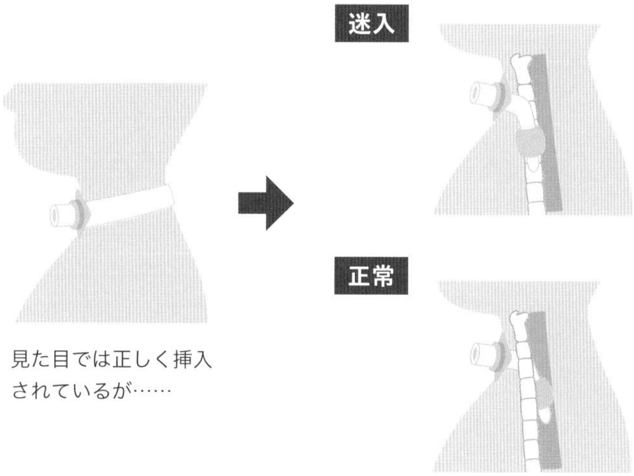

外科的気管切開の切開法には逆U字、前方切開法などさまざまあります。外科的気管切開法の１つである逆U字切開法（**図２**）は、気管壁が縫合されていますが、それだけで気管切開孔が安定し、再挿入が容易な状況とは言えません。また、最近では経皮的気管切開の製品化された専用のキットも普及しています。しかし、経皮的気管切開法は、手技は簡便ですが、手術操作が盲目的であり、気管と皮膚を縫合しないため、気管カニューレの気管外への迷入の危険性が高いと言われています。

反対に、永久気管孔では、気管が皮膚に直接縫合されているためカニューレを抵抗のない方向に進めれば自然と挿入できます。そのため、気管カニューレ交換時期や、気管切開の手技を理解しリスクをアセスメントした上で気管カニューレ交換を行うことが重要になります。

図2 逆U字切開法

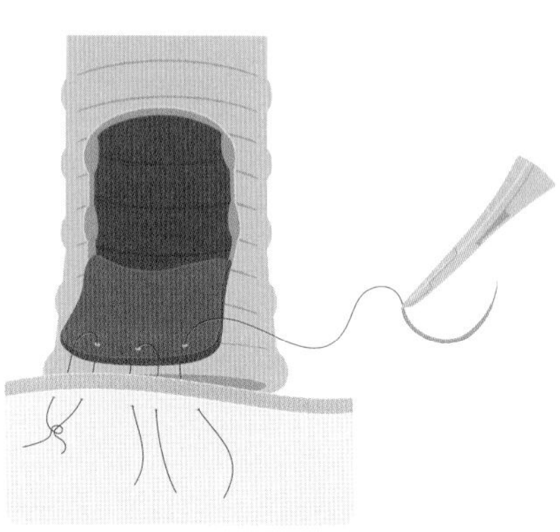

気管全面に逆U字型に割線を入れ、窓を開くように気管を開け、気管軟骨と切開皮膚を縫合する。

どう切り抜ける?

1. 気管カニューレの位置を確認する

気管切開後には、まずバッグバルブ換気により、胸郭の挙上が得られるかどうか確認した上で、人工呼吸器が正常に作動し、気道内圧や換気量アラームは鳴っていないか、吸引カテーテルが挿入できるか、胸郭の動きはスムーズに行われているかの観察を行います。さらに、カプノメータを装着し、呼気終末二酸化炭素（以下、E_tCO_2）を測定し、呼出曲線が正常（矩形波）であることを確認すること（**図3**）や、内視鏡で気管分岐部を確認する方法は、より確実な方法として推奨されています。

図3 **E_tCO_2モニタの矩形波**

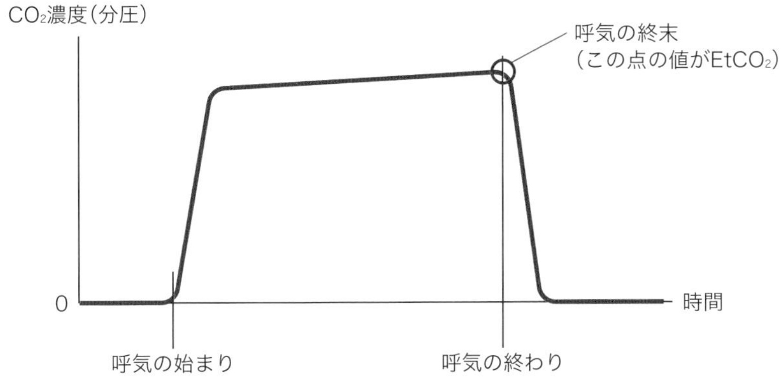

E_tCO_2モニタは、換気の評価に役立つ。矩形波が現れているということは気管に気管カニューレが挿入できていることを示す。

2. 気管カニューレの皮下迷入を疑う場合

逸脱・迷入した気管カニューレから強制的に強制換気を行うと、皮下気腫や縦隔気腫、緊張性気胸を発症し、呼吸状態がさらに悪化します。そのため、気管カニューレを抜去し、再度正しい気管カニューレ位置に挿入し直します。しかし、気管切開術後早期に気管カニューレが逸脱・迷入を生じた場合は、気管切開孔からの再挿入に固執せず、経口でのバッグバルブマスクによる換気や経口からの気管挿管に切り替えることも重要になります。そのため、あらかじめ気管挿管の準備なども整えておきましょう。

参考文献

1. 木下佳子：いざというとき困らない！人工呼吸器・気管切開まるわかり．照林社，東京，2019：92-94.

004

痰がなかなか取れず 吸引圧を上げたら出血した！

合併症 気管挿管患者の痰が固く、吸引圧を上げて実施したところ出血してしまった！

武見 和基

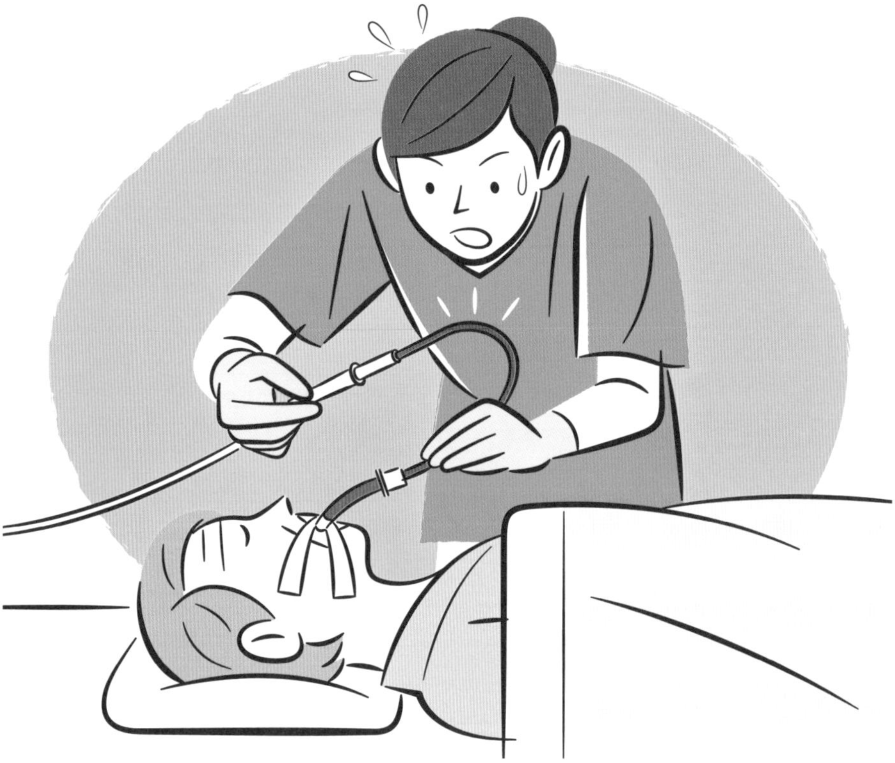

ピンチを切り抜ける鉄則

吸引圧は20kPa(150mmHg)程度を上限とし、実施前に必ず設定を確認しましょう。

出血が起きた場合には、呼吸状態と痰の観察を継続するとともに凝固異常や抗血栓療法の有無について確認しましょう。異常がある場合には、速やかに医師へ報告し対応します。

また、痰の粘稠度を下げるため、体液バランス、気道の加湿(加湿器の使用)、去痰薬について検討し改善を促しましょう。

POINT

痰が粘稠で吸引しづらい患者さんに遭遇することがあります。このような患者さんに高い圧で吸引を行うと、気管粘膜を損傷してしまう恐れがあります。出血が持続すると、場合によっては呼吸状態が悪化して緊急処置を要する状況となります。適切な圧力で吸引を実施して出血を予防することが大切です。

起こった状況

症例

患者Aさん、肺炎で入院中。気管挿管し、人工呼吸器を装着しています。担当看護師が訪室するとAさんが咳嗽をしていました。聴診では前胸部で低音性連続性ラ音(ロンカイ)が聴こえていました。はじめ20kPa(150mmHg)で吸引を行いましたが、痰が粘稠でなかなか除去できません。そこで、看護師が吸引圧を40kPaへ上げて実施したところ次第に血液混じりの痰が引けてきてしまいました。看護師はどうすればよいのかわからずにオロオロしています。

どうしてそうなった?

高い吸引圧による気管粘膜損傷が原因と考えられます(**図1**)。気管粘膜には細かい血管があり傷つきやすいため、吸引圧は20kPa(150mmHg)以下で行うことが推奨されています。出血が持続する場合には、酸素化や換気が障害され呼吸状態が悪化する可能性があります。

図1 気管粘膜損傷

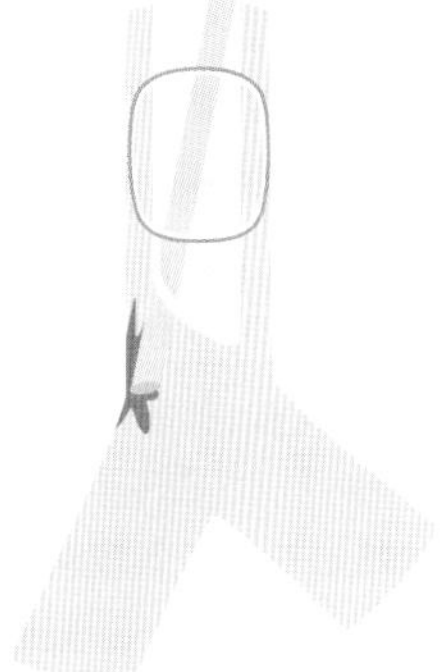

高圧や繰り返す吸引刺激により粘膜損傷が誘発される。

どう切り抜ける?

1. 呼吸状態を観察する

吸引を中止し、呼吸状態を観察します。患者さんの自覚症状や肺音、SpO_2、人工呼吸器のパラメーターを観察します(**図2**)。低酸素血症や人工呼吸器のパラメーターに異常がないかを観察し、平常に戻れば吸引を行わず経過観察とします。

図2 呼吸状態の観察

視覚	呼吸回数・努力性呼吸 胸部挙上の左右差 咳嗽・チアノーゼ 気管チューブ内分泌物の存在
聴診	気管・左右主気管支の副雑音 (低音性連続性ラ音:ロンカイ) 呼吸音減弱
触診	胸部触診での振動

モニタリング
SpO_2
気道内圧
1回換気量
分時換気量
グラフィックモニタ波形

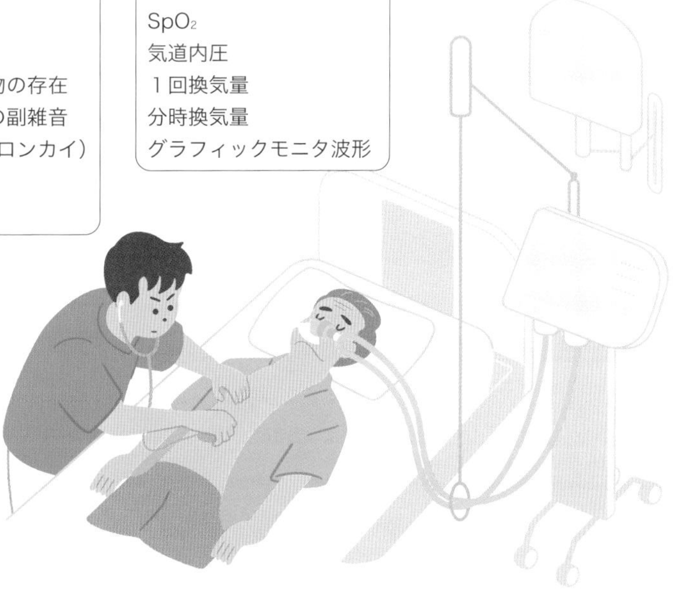

2. 痰の性状を観察する

量・鮮血かなどの性状を確認します。血液の割合が少ない場合には、気管粘膜損傷が軽度と考えられ、自然に止血することを期待して経過観察とします。しかし、気管粘膜損傷の程度が大きい場合、また凝固異常や抗血栓療法中は、出血が持続する可能性があるため注意深く経過観察を行います。

3. 凝固機能のチェック

凝固関連の検査データ(血小板数、APTT、PT-INR)に異常値がある場合や、抗血栓療法を行っている場合には出血が持続するリスクが高まるため、医師へ報告し指示を仰ぎます。

4. 気管支鏡による処置

呼吸状態が悪化した場合には、気管支鏡による診断と処置が行われる場合があります(**図3**)。筆者の経験ですが、気管粘膜損傷から呼吸状態悪化を来し気管支鏡による処置を要した例がありました。肺炎で気管挿管中の患者さんで人工呼吸器のグラフィック波形で痰の貯留が疑われ、呼吸音は前胸部での低音性連続性ラ音(ロンカイ)、触診では前胸部に振動がありました。血痰が吸引され、SpO_2、1回換気量、分時換気量の低下が起こりました。医師へ報告し、吸入酸素濃度100%への変更と気管支鏡が行われることとなりました。気管粘膜の複数箇所にびらんがあり、じわじわとした出血が起きていました。

また、凝血が気管支を閉塞させており、換気が妨げられている状態でした。気管支鏡で肉眼的に確認しながら凝血を吸引することで、徐々に呼吸状態の改善が得られました。この患者さんは敗血症で凝固異常を伴っていました。吸引は適正圧で実施されていましたが、徐々に気管粘膜損傷が進んだことが原因と考えられました。

図3 気管支鏡

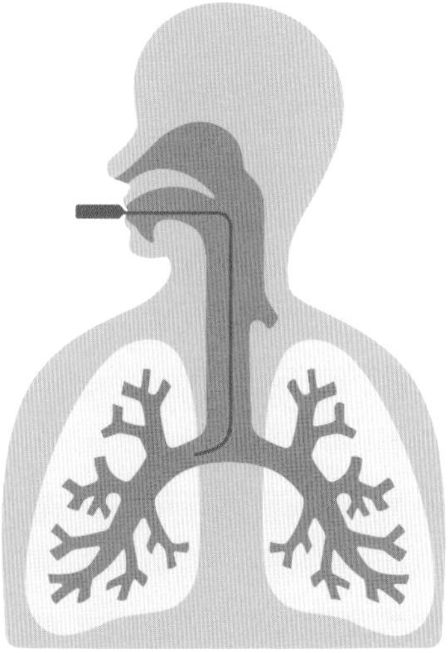

気管支鏡では診断と痰の除去、止血処置を行うことができる。

図4 気管支鏡検査画像(気管分岐部)

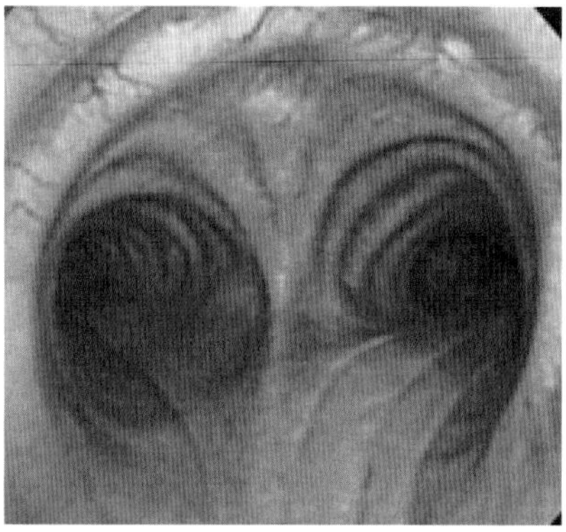

日本呼吸器内視鏡学会:気管支鏡ー臨床医のためのテクニックと画像診断 第2版. 医学書院, 東京, 2011:61. を参考に作成

引用文献

1. 日本呼吸器内視鏡学会:気管支鏡ー臨床医のためのテクニックと画像診断 第2版. 医学書院, 東京, 2011:61.

参考文献

1. 日本呼吸療法医学会気管吸引ガイドライン作成ワーキンググループ:気管吸引ガイドライン2013, 日本呼吸療法医学会, 2013.
2. 日本呼吸療法医学会気管吸引ガイドライン作成ワーキンググループ:わかる!できる!気管吸引あんしん教育ガイド. メディカ出版, 大阪, 2011.
3. 安倍紀一郎, 森田敏子:関連図で理解する呼吸機能学と呼吸器疾患のしくみ. 日総研出版, 名古屋, 2009.

005 体位変換したら低下したSpO_2が、吸引しても上がらない!

合併症 体位変換後に痰による気道の閉塞が起こり、SpO_2が低下してしまった!

武見 和基

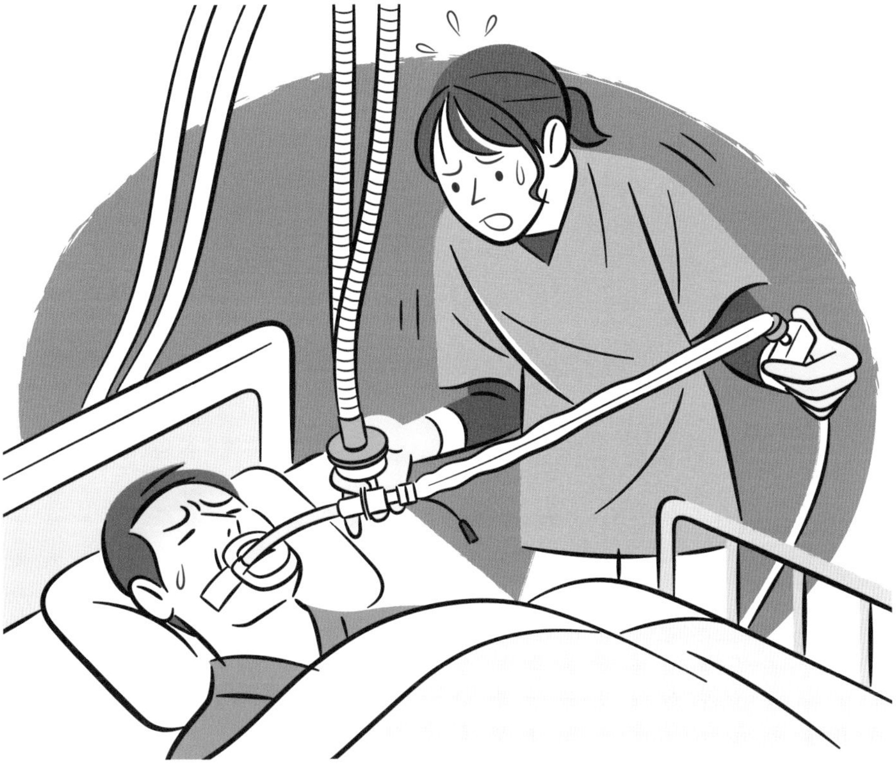

ピンチを切り抜ける鉄則

SpO_2低下時には酸素化の改善を促し、フィジカルアセスメントを行ってアプローチを検討します。低酸素血症の継続は生命の危機に直結するため、速やかに応援を要請します。また100%O_2モード機能使用や仰臥位への体位変換で改善が見られない場合には医師へ報告し対応します。

POINT

痰量が多く粘稠な患者さんは気道クリアランスを保つことが難しく、体位変換で呼吸状態が悪化する場合があります。痰による気道の閉塞に対しては、まず酸素化の改善を促しながら排痰ケアを行うことが大切です。

起こった状況

症例

患者Aさん、肺炎で気管挿管・人工呼吸器を装着しています。ヘッドアップ、左側臥位の体位でSpO_2は95%で経過しています。右側臥位へ体位変換を行ったところ、しばらくして$SpO_2$80%への低下がみられました。もともと痰の多い患者さんであったため、看護師は吸引を行いましたがSpO_2は上昇せず、患者さんは努力性の呼吸をしています。

どうしてそうなった?

体位変換によって重力の影響を受けた痰が移動し、気道の閉塞を起こしたと考えられます。看護師は吸引を行いましたが、吸引で除去できる痰は気管までです。それよりも末梢側に痰が存在するため、吸引では呼吸状態の改善が得られない状況です。早期に酸素化の改善が得られなければ危険な状態に陥ります。

図1 痰による気道の閉塞イメージ

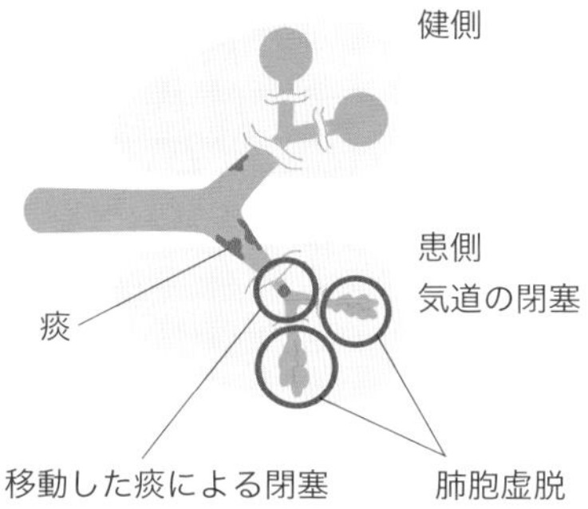

どう切り抜ける?

1. 100%O_2モード機能を使用し酸素化改善を図る

低酸素血症の継続は危険であるため人工呼吸器の100%O_2モード機能を用いて酸素化の改善を促します。また、応援を要請し２人以上で対応します。

2. 体位を仰臥位にする

気道の閉塞によって換気血流のミスマッチ(換気血流不均等)を起こしています(**図2、3**)。仰臥位にすることで、健側の血流が増加しやすくなるため酸素化改善が期待できます(**図4**)。酸素化の改善を促しながら呼吸評価を行います。この時点でSpO_2の改善が見られない、低酸素血症が悪化する場合には、速やかに医師に報告します。

図2 体位とガス交換のイメージ

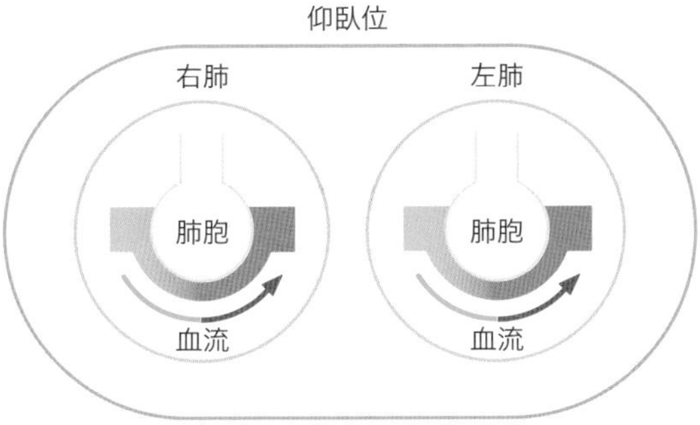

（体幹断面を足側から見上げた状態）

図3 換気血流ミスマッチのイメージ（右側臥位）

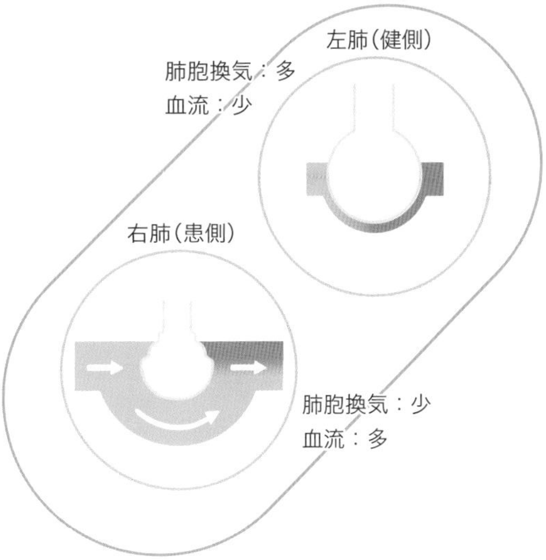

（右肺が患側の場合の右側臥位）
患側は痰による気道の閉塞で換気が少ないが、重力の影響で血流が多い。健側は換気が多いが、血流が少なくミスマッチが起きている。

図4 仰臥位での換気血流ミスマッチ改善のイメージ

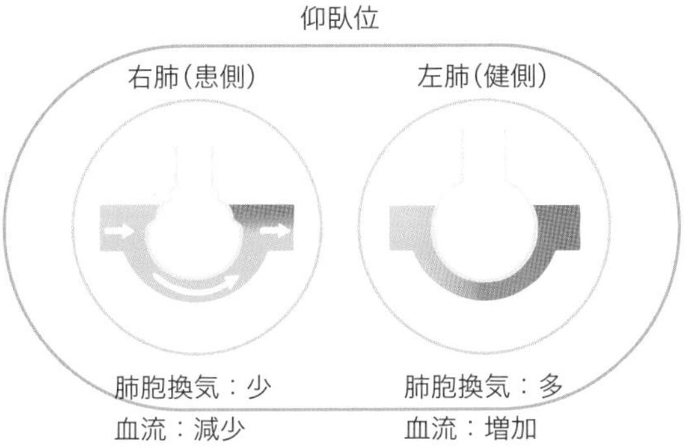

仰臥位では、側臥位に比べて健側への血流が増加するためミスマッチが是正されやすく酸素化の改善が得られやすくなる。

3. 呼吸の観察を行う

視覚・聴診・触診・モニタリングの観察とアセスメントを行って対応を検討します（**図5、表1**）。

図5 呼吸の観察

視覚	呼吸回数・努力性呼吸 胸部挙上の左右差 咳嗽・チアノーゼ 気管チューブ内分泌物の存在
聴診	気管・左右主気管支の副雑音 （低音性連続性ラ音：ロンカイ） 呼吸音減弱
触診	胸部触診での振動

モニタリング
SpO_2　気道内圧
１回換気量　分時換気量
グラフィックモニタ波形

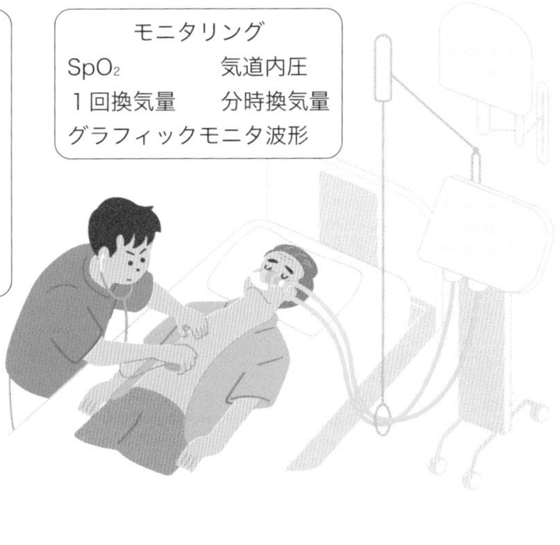

表1 アセスメントと対応例

位置	観察	予測されること	対応例
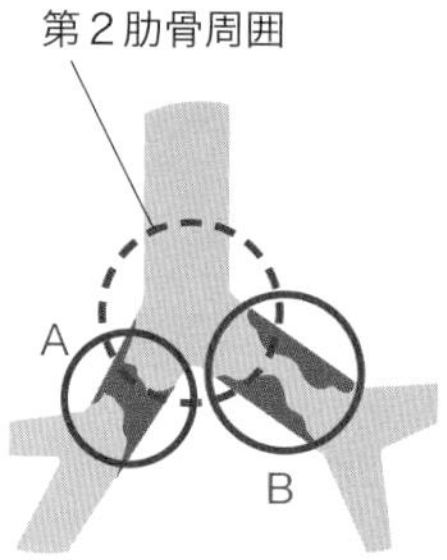 A 分泌物による閉塞パターン	●聴診 第２肋骨周囲に呼吸音の減弱 ●触診 振動はない	主気管支周囲の痰による気道閉塞がある（空気が痰部分を通過できないため副雑音や振動が発生しにくい状況）	・咳嗽で痰を気管へ移動させたのちに吸引 ・改善しない場合 呼吸器設定を変更し酸素化・換気の安定化を図る。体位ドレナージまたは気管支鏡による痰の除去
B 一部開通パターン	●聴診 第２肋骨周囲のロンカイ ●触診 ガス移動に伴った振動がある	気管〜主気管支に痰の貯留がある（空気が痰部分を通過するため振動が発生する）	・吸引 ・咳嗽で痰を気管へ移動させたのちに吸引
それ以外の場合	第２肋骨周囲より離れた部位に以下がある ・呼吸音減弱 ・断続性ラ音：コース・クラックル ・肺胞呼吸音領域での気管支呼吸音化	吸引で除去できない範囲に気道分泌物が存在する	・呼吸器設定を変更し酸素化・換気の安定化を図る。 ・検査：X線、肺エコー、気管支鏡検査 ・対応：体位ドレナージ・気管支鏡

＊いずれの対応でも改善が得られない場合には速やかに医師に報告し対応します。

4. 除去できる範囲に痰があれば吸引を試みる

仰臥位への体位変換や患者さんの咳嗽によって痰が吸引できる範囲に移動する場合があります。聴診で第２肋骨周囲のロンカイや呼吸音減弱、触診で振動がある場合には吸引を検討します。100%O_2モード機能を使用してSpO_2の上昇を確認した後に、吸引を10秒以内で実施します。吸引しても痰が取れない場合や酸素化の改善がみられない場合には、体位ドレナージや気管支鏡などの検討が必要となるため、医師へ報告し対応します。体位ドレナージは呼吸器設定を変更し酸素化・換気の改善が得られてから行います。

参考文献

1. 日本呼吸療法医学会気管吸引ガイドライン作成ワーキンググループ：気管吸引ガイドライン2013．日本呼吸療法医学会，2013．
2. 安倍紀一郎，森田敏子：関連図で理解する呼吸機能学と呼吸器疾患のしくみ．日総研出版，名古屋，2009．
3. 工藤翔二，村田朗，高瀬真人，他：聴いて見て考える肺の聴診．株式会社アトムス，大分，2014．

006

食事介助中にチアノーゼが出現した!

合併症　窒息の可能性があると判断したが、どう対応すればよいかわからない!

後藤 順一

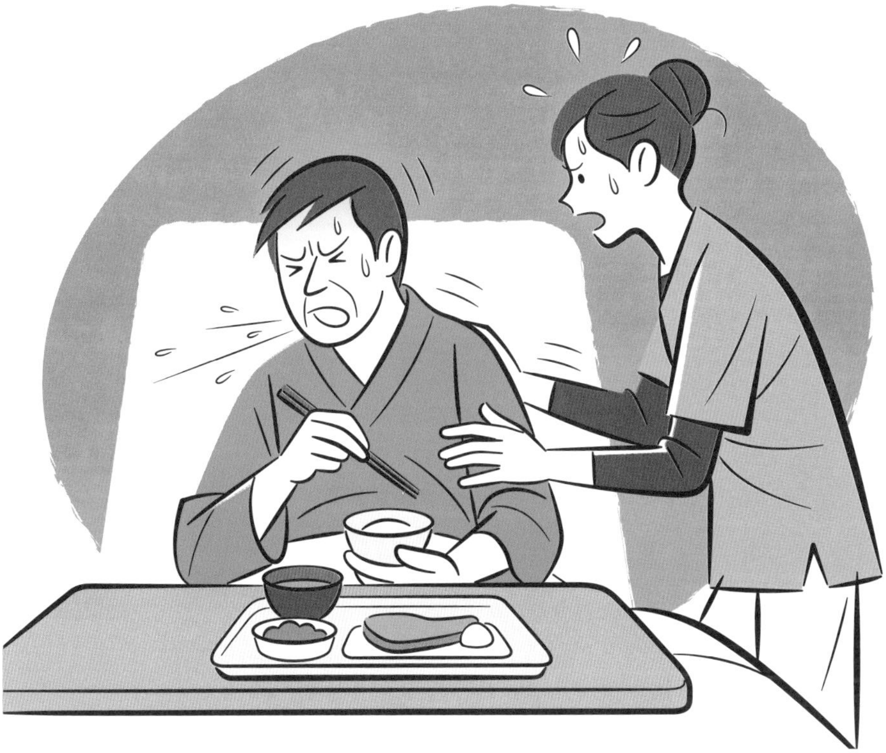

ピンチを切り抜ける鉄則

窒息を防ぐ最大のポイントは、窒息を起こす可能性を事前に察知し、注意していくことです。患者さんの意識状態にムラがあったり、覚醒が悪い、嚥下機能が落ちてきたなど、日頃から評価していることによってそのときの変化に気づくことで、窒息の危険性はかなり少なくなります。

POINT

嚥下機能に問題がある患者さんや、治療上長期間の禁食が行われた患者さんなど、経口での食事摂取に問題を抱える患者さんは多くいます。このような患者さんが食事を開始する場合、「誤飲」は特に注意しなければいけません。

起こった状況

症例

患者Aさん。肺炎で入院中。２日前より食事が開始されました。食事は常食を摂取しています。嚥下機能は問題ありませんが、肺炎による咳嗽がまだ続いており、時折咳き込むことがあります。

朝食中、パンを咀嚼している最中に咳嗽があり、息を吸った瞬間に苦しみ出しました。そこに居合わせた看護師がAさんの容態の変化に気づきましたが、どう対応すればよいのかわからずにオロオロしています。

どうしてそうなった?

異物の誤飲は、上気道(特に咽頭・喉頭部)に異物が詰まったことで、気道が狭窄または閉塞した状態です。気道が狭窄・閉塞するため、呼吸による空気の流入が妨げられます。そのため、患者さんは強い呼吸困難を自覚し、酸素化が障害され、早期に気道を開通する処置を施さなければ生命が危険な状況になります。

どう切り抜ける?

1. 窒息を疑わせる症状を確認する

窒息時には一般的に、喉を抑えるしぐさである「チョーキングサイン」(universal choking sign)(**図1**)をとることが知られています。しかし、すべての患者さんが窒息を起こしたとき同様のサインを示すとは限らず、なかには何も表現しないでぐったりとしている患者さんもいます。そのため、患者さんの呼吸様式、呼吸音、顔や手指の色調などからも瞬時にアセスメントを行うことが重要です。

図1 チョーキングサイン

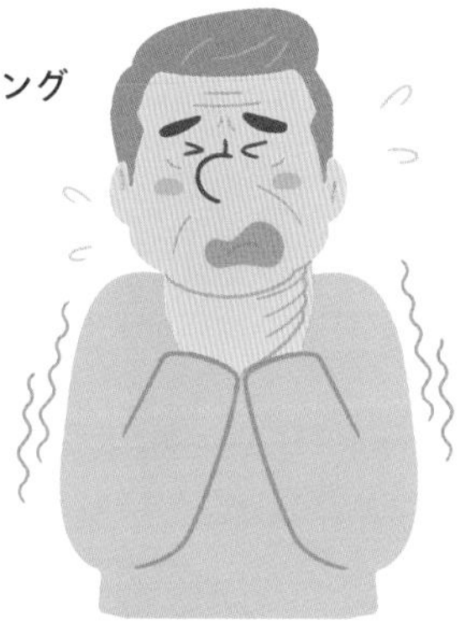

2. 異物の狭窄・閉塞の程度を確認する

気道に異物が入ったとき、気道を完全に閉塞した場合を「完全閉塞」といい、部分的に閉塞した場合を「不完全閉塞」といいます。

まず、患者さんは会話が可能かを確認します。もし会話が可能であれば、気道が完全に閉塞していないことを意味し、会話が不可能であれば気道の完全閉塞の可能性もあるため、早急な対応が必要となります。

完全閉塞では気道が閉塞されているため、呼吸をしようとすることで横隔膜は下がり腹部は膨らみますが、気道が閉塞しているため空気が肺には入らず、胸郭は膨らまず腹部の動きとは逆に胸は下がるような呼吸様式、いわゆる「シーソー呼吸」(**図2**)となります。不完全閉塞では上気道狭窄の場合には吸気時に気道狭窄音(Stridor)が聴取される場合があります。また、左右どちらかの片側の気管に異物が入った場合には、異物が入った側の肺は呼吸の動きは減少または消失します。

図2 シーソー呼吸

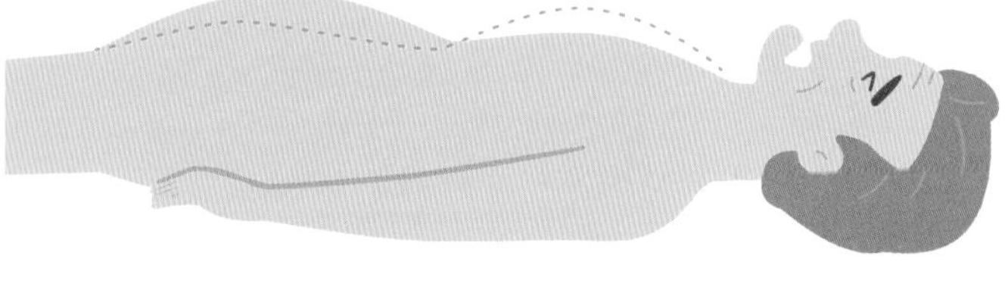

上気道閉塞

呼気時に胸部がへこみ、腹壁が膨らむ。

呼吸筋疲労

呼吸時に腹部がへこみ、胸部が膨らむ。

3. 意識レベルの把握

気道の閉塞による窒息が予測された場合、患者さんの意識レベルの低下があれば、脳への酸素供給量が低下していることが予測されるため、早急に心肺蘇生が必要となります。そのため、気道が狭窄・閉塞した際には、救急カートやAEDなどの蘇生対応を迅速に進めておく必要があります。

4. 窒息は救急対応におけるAの異常

誤嚥などにおける窒息は救急対応ABCにおけるA(air way)の異常です。そのためAが確保されなければ、数分後にはB(breathing)、C(circulation)ともに機能が低下しはじめ患者は死亡します。つまり、気道が確保できるまでの時間経過が患者さんの生命予後を左右するのです。そこで、窒息を疑わせる患者さんを発見したときには、すぐに応援を要請し救命対応できる環境作りが必要です。血圧やSpO_2の測定ができず何度も測定しなおしたりする猶予はない状態です。つまり、皮膚の色調や湿潤、橈骨・頸動脈などの脈圧などによるフィジカルアセスメントにより緊急事態であることを判断することが患者救命の第一歩です。

5. 窒息解除の方法

窒息解除には「腹部突き上げ法(**図３**)」と「背部叩打法(**図４**)」の２種類があります。

窒息の際に吸引が第一の選択として行われる場合がありますが、この際に注意する点は、食事の形態により効果が変わることです。ペースト食のように吸引により吸い上げやすい食事形態では効果的ですが、ペースト食は完全閉塞にはなりにくく、常食や刻み食などの場合の窒息での吸引は、気管に入った異物をさらに奥へ押し込む可能性があるため避けたほうがよいとされています。

咳嗽反射がある場合には、そのまま咳を促すか喀出を試みます。

図2
腹部
突き上げ法

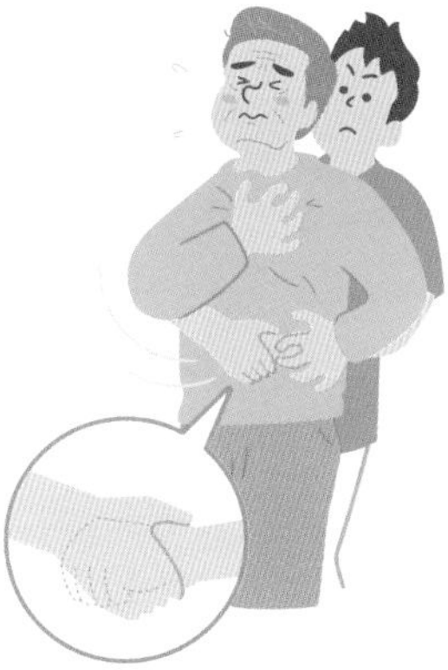

腹部突き上げ法(※妊婦や乳児には行えません)

①患者さんの後ろに回り、ウエスト付近に手を回します。
②一方の手で「へそ」の位置を確認します。
③もう一方の手で握りこぶしを作って、親指側を、患者さんの「へそ」の上方で、みぞおちより十分下方に当てます。
④「へそ」を確認した手で握りこぶしを握り、すばやく手前上方に向かって圧迫するように突き上げます。
⑤腹部突き上げ法を実施した場合は、腹部の内臓を傷める可能性があるため、救急隊にその旨を伝えるか、速やかに医師の診察を受けさせてください。

図3
背部
叩打法

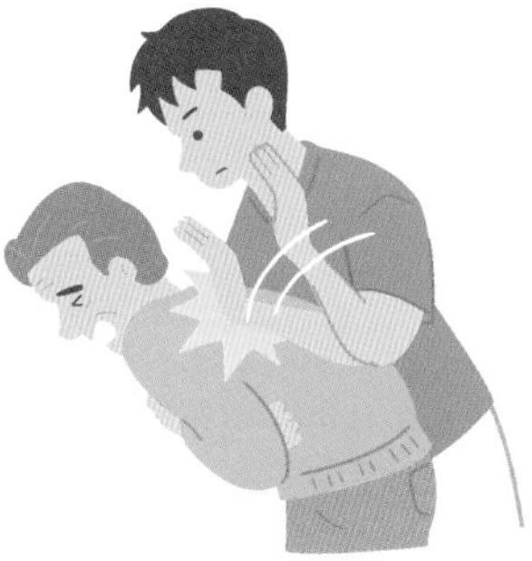

背《はい》部《ぶ》叩《こう》打《だ》法《ほう》

- 患者さんの後ろから、手のひらの基部で、左右の肩甲骨の中間当たりを力強く何度も叩きます。
- 妊婦や乳児では、腹部突き上げ法は行いません。背部叩打法のみ行います。

007

経管栄養を投与しようとしたが滴下しない！カテーテルチップで押すと抵抗がある！

合併症 経管栄養を持続投与中、定期の内服薬を投与後カテーテルの閉塞を認めた！

和田 秀一

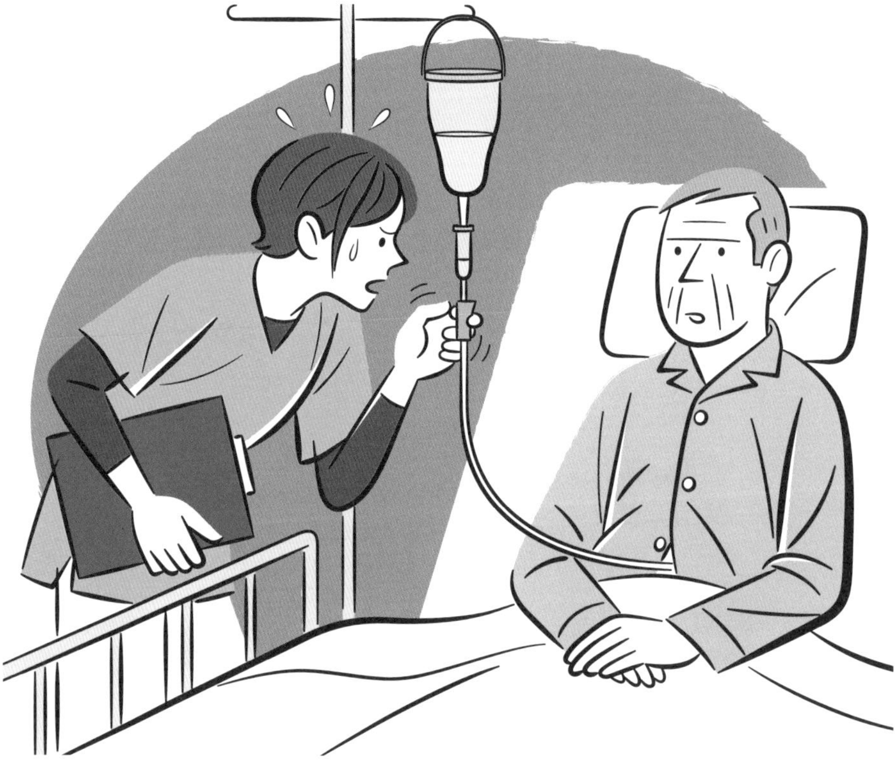

ピンチを切り抜ける鉄則

チューブ閉塞を防ぐポイントは経管栄養開始時のリスク評価です。チューブの特徴や、投与する栄養剤・内服薬の種類を把握することでチューブの閉塞を予測できます。チューブ・栄養剤・薬剤から閉塞リスクを検討し状況に合わせて変更することが大切です。

POINT

経管栄養は、経鼻胃管や胃ろう・腸ろうから栄養剤を注入しますが、投与薬剤や栄養剤の成分・栄養剤投与に使用するカテーテルの構造の違いでカテーテルが閉塞します。また、持続投与中はカテーテル先端で細菌が繁殖することによるカテーテルの閉塞に注意が必要です。

起こった状況

症例

患者Aさん、脳出血で入院中。入院翌日より、排出チューブから経管栄養が開始されました。入院5日目に誤嚥性肺炎を合併したため、経管栄養が間欠投与から半消化態栄養剤の微量持続投与に変更となりました。看護師が栄養剤交換でチューブに通水しようとしたところ通らず、チューブが閉塞していることに気づきました。

どうしてそうなった?

そもそも排出チューブから経管栄養を行ったことがチューブ閉塞の原因となっています。

チューブの閉塞は、チューブの種類・経管栄養剤の内容と投与方法・内服薬の種類が原因として挙げられます。経管栄養投与前には、現在使用しているチューブの種類、投与している経管栄養剤・内服薬がチューブを閉塞させるリスクがないか確認することが必要です。

どう切り抜ける?

1. チューブの種類と構造を理解する

チューブには、栄養チューブと排出チューブの２種類があります(**図１**)。栄養チューブは、栄養剤・水分・薬剤の投与を目的とするチューブです。レビン型(単腔構造)で先端部は側孔型が多く、投与した栄養剤や水分が一定の速度で滴下します。また、先端に栄養剤や水分が溜まらない構造になっています。排出チューブは元来は体液・ガス・血液を消化管より排出する目的で使用します。サンプ型(二重管構造)で排出孔は多孔となっているため、注入速度・圧力により多孔から多量に栄養剤が流出する場合があります。

また、チューブ先端に空洞があり、栄養剤や水分が溜まりチューブ閉塞のリスクが高いです。栄養剤を投与する際は、排出チューブからではなく、栄養チューブから投与することをお勧めします。

図1 栄養チューブと排出チューブの特徴

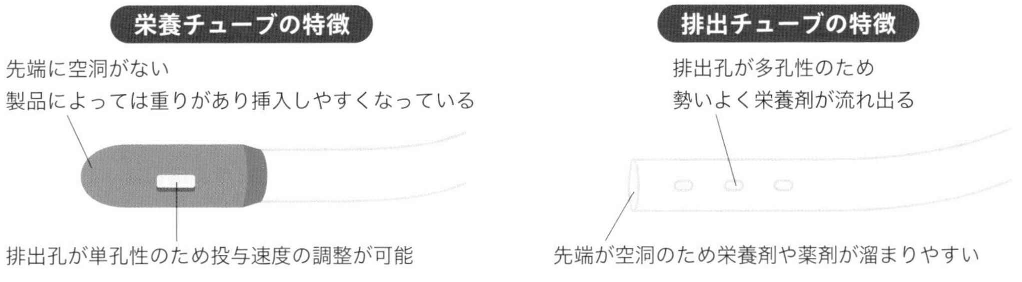

2. 経管栄養剤の種類を確認する

栄養剤は、栄養や水分を豊富に含むため、細菌が繁殖しやすい状態です。チューブ内に残った栄養剤は細菌が繁殖しpHが酸性に傾きます。栄養剤が酸性に傾くと蛋白質の構造が変化しヨーグルトのように凝集することがあり、これを“カード化現象”といいます(**図2**)。一度チューブ内でカード化を起こすと、チューブの通りが悪くなり、カード化が上流へ進みチューブが閉塞します。成分栄養剤や消化態栄養剤は蛋白質を含まないためカード化を起こしません。蛋白質を含む半消化態栄養剤はカード化を起こすリスクが高く注意が必要です。

図2 カード化によるチューブ閉塞の機序

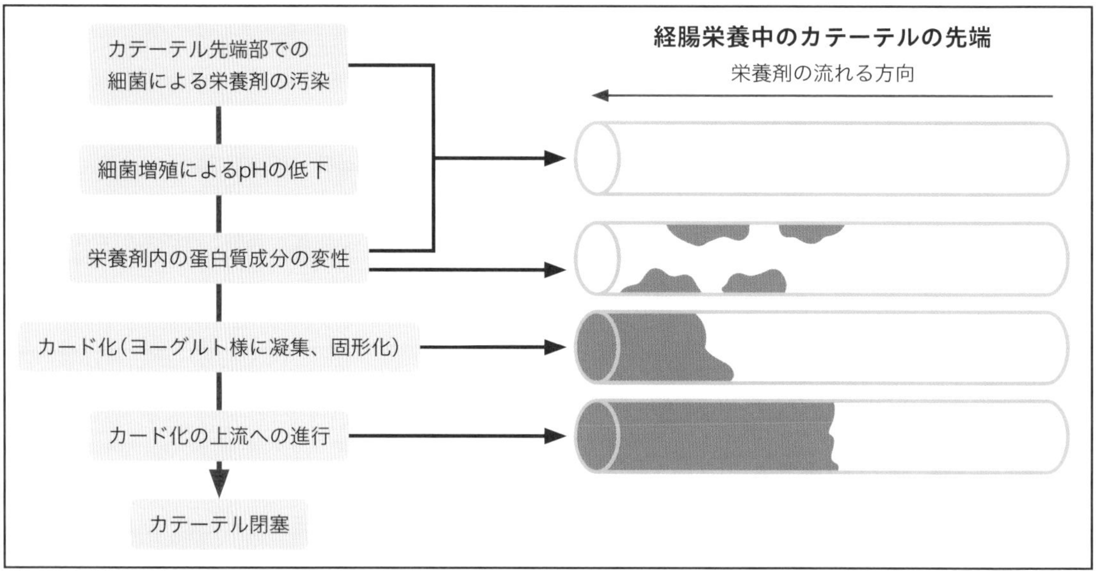

3. 内服薬は投与前に簡易懸濁可能な薬剤か確認する

簡易懸濁とは、錠剤やカプセルを粉砕して粉状にせず、お湯(約55℃)に入れて溶かし、薬剤を崩壊・懸濁する方法です。薬剤の形態を変化させずに投与でき、薬効の低下を防ぐなどの利点があります。簡易懸濁困難な薬剤もあるため、院内の簡易懸濁薬剤リストなどを確認し、簡易懸濁困難であれば薬剤の変更や粉状にして処方するなどの工夫が必要です。また、複数薬剤の懸濁や１包の量が多い薬剤は、別シリンジに分けると崩壊が容易になります。

4. フラッシングの回数は投与方法に合わせて変更する

チューブの汚染は、チューブ閉塞や感染の原因となります。薬剤や栄養剤投与のたびに水でチューブ内を洗浄する必要があります。栄養剤を間欠投与している場合は、投与の前後、微量持続投与の場合は４時間毎に20〜30mLの温水を用いて十分に洗浄します。10倍希釈酢酸や１％重曹水もカテーテル閉塞予防には有効とされています。

参考文献

1. 山元恵子ほか：写真でわかる経鼻栄養チューブの挿入と管理. インターメディカ, 東京, 2015：24-39. 72-75.
2. 日本静脈経腸栄養学会：静脈経腸栄養ガイドライン第３版. 照林社, 東京, 2014：58-63.

008

手術のため出棟しようとしたら、内服のためにおにぎりを食べたことがわかった！

合併症

山下 美由紀

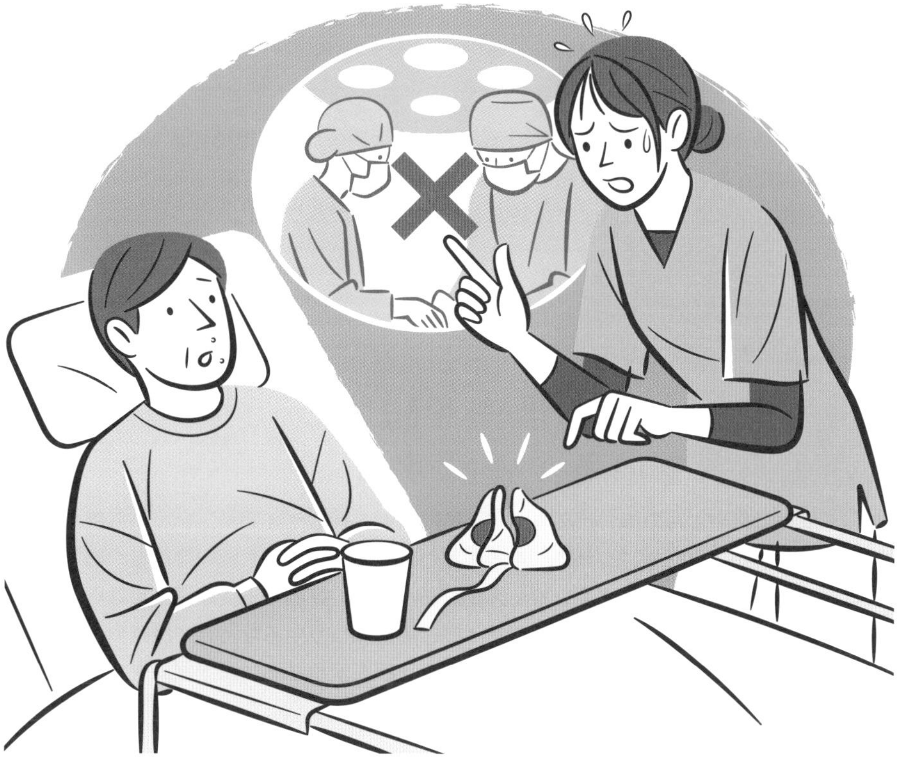

ピンチを切り抜ける鉄則

　術前絶飲食の目的を理解し、協力を得られる患者さんであるかどうか見極める必要があります。術前は何をいつまでどれくらい飲食して良いのかはっきり患者さんに示しておくことが大切です。特に注意が必要な患者さんでは、飲食できない環境を作ることで術後の誤嚥性肺炎を予防することにつながります。

POINT

　緊急手術を除く待機手術を受ける患者さんは、麻酔に伴う誤嚥性肺炎を予防するために、術前の絶飲食が必要です。手術前に飲食をした場合、手術の延期や中止につながる可能性があるため、患者さんや家族に対して絶飲食時間を明確に示すことが重要となります。

起こった状況

症例

鼠径ヘルニア手術を受けるAさん。担当看護師は手術オリエンテーションで、手術当日までの飲食可能時間や過ごし方、注意点等を説明しました。その際、当日は内服薬があるため、食事はせずに少量の水で内服するよう説明し、Aさんから「わかりました」と返事がありました。手術当日、看護師が訪室すると、テーブルの上におにぎりを食べたような形跡がありました。Aさんに尋ねると、「食事はしていない。おにぎりは軽食だろ？　それに薬は何か食べてから飲むものだろ」と返ってきました。Aさんが内服のために飲食したことが発覚したため、手術の入室時間を遅らせることになりました。

どうしてそうなった?

胃内に食物や水分がある状態で全身麻酔を受ける場合、意識消失から気管挿管までの間に胃内容が逆流し、誤嚥性肺炎に至る可能性があります。飲食物の種類によって、胃から十二指腸へ排出されるまでの時間は異なるため、飲食したものに応じて麻酔開始までの時間を空ける必要があります。

どう切り抜ける?

1. 術前絶飲食が必要な理由を説明し理解が得られているか確認する

術前絶飲食の徹底には患者さんの協力が必要です。術前絶飲食はなぜ必要か、いつから飲食してはいけないのかを十分に説明し理解が得られているか確認することが重要です。小児や認知症患者、精神疾患患者においては、家族の理解も得られているか確認しておく必要があります。家族の支援が得られない場合は、服薬行動を支援したり、絶飲食時間をわかりやすくベッドサイドに明記したりするなどして絶飲食が守られる環境づくりが必要です(**図1**)。このケースでは、いずれにせよ手術時間を変更する判断が優先されます。

図1 絶飲食を守る環境づくり

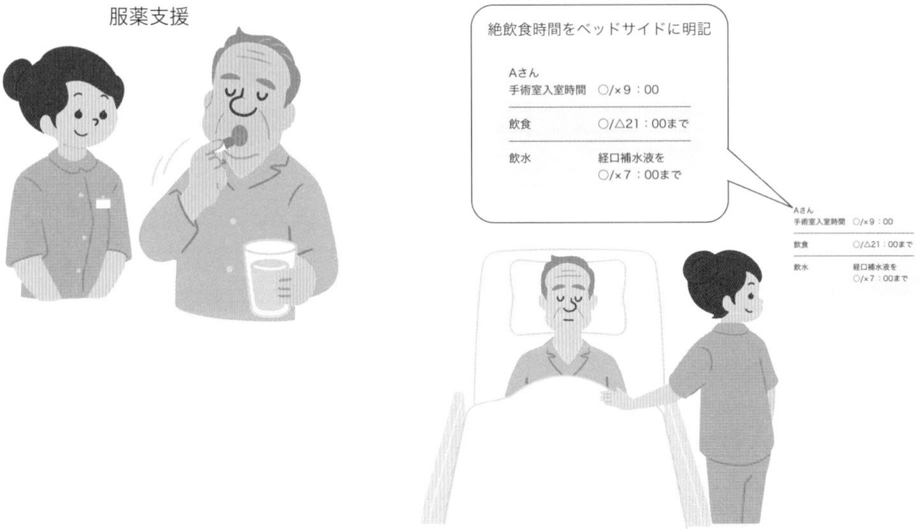

2. 必要な絶飲食時間を確認する

日本や欧米の「術前絶飲食ガイドライン」によると、清澄水、母乳、人工乳・牛乳、固形物の摂取物によって絶飲食時間は異なります（**表1**）。さらに、近年の研究では含有カロリーと胃の排泄時間の相関関係が明らかになってきたため[1]、担当医師や麻酔科医の絶飲食指示をしっかり確認しておくことが重要です。患者さんによって決められた絶飲食指示を確認し、指示通り食事や飲水が停止されているか確認しておきましょう。

表1 日本と米国の術前絶飲食ガイドライン

	日本	米国
清澄水	2時間前まで	2時間前まで
母乳	4時間前まで	4時間前まで
人工乳、牛乳	6時間前まで	6時間前まで
固形物	明確な時間を示さない	軽食は6時間前まで 脂質を多く含む食物・肉は8時間前まで

軽食とは、トーストを食べ清澄水を飲む程度の食事。

3. 患者さんの不快感や脱水に注意する

術後早期回復を目的とするERAS（術後回復力強化）の積極的導入によって、術前経口補水液の摂取が推奨されています。これによって、脱水の予防だけでなく、口渇感や空腹感の緩和、点滴による合併症軽減や行動制限回避など患者満足度の向上にもつながっています。術前2時間前までの経口補水液の摂取では、胃内容の増加は認められていないため、安心して飲めることを説明しておきましょう。

引用・参考文献

1. 岡部格：胃排泄速度の規定因子．臨床麻酔 2018；42（7）：941-948.
2. 岡部格：全麻前にアンパン食べたら手術は翌日に延期?!【寄稿 目からウロコの術前絶飲食】．m3.com 臨床ダイジェスト；2019．https://www.m3.com/clinical/news/655459?loggedIn=true（2024/3/18アクセス）
3. 日本麻酔科学会・周術期管理チーム委員会編：周術期管理チームテキスト 2016；3（1）：440-441.

009

術後、末梢冷感があったため、温風加温器で加温したところ血圧が下がった!

合併症

山下 美由紀

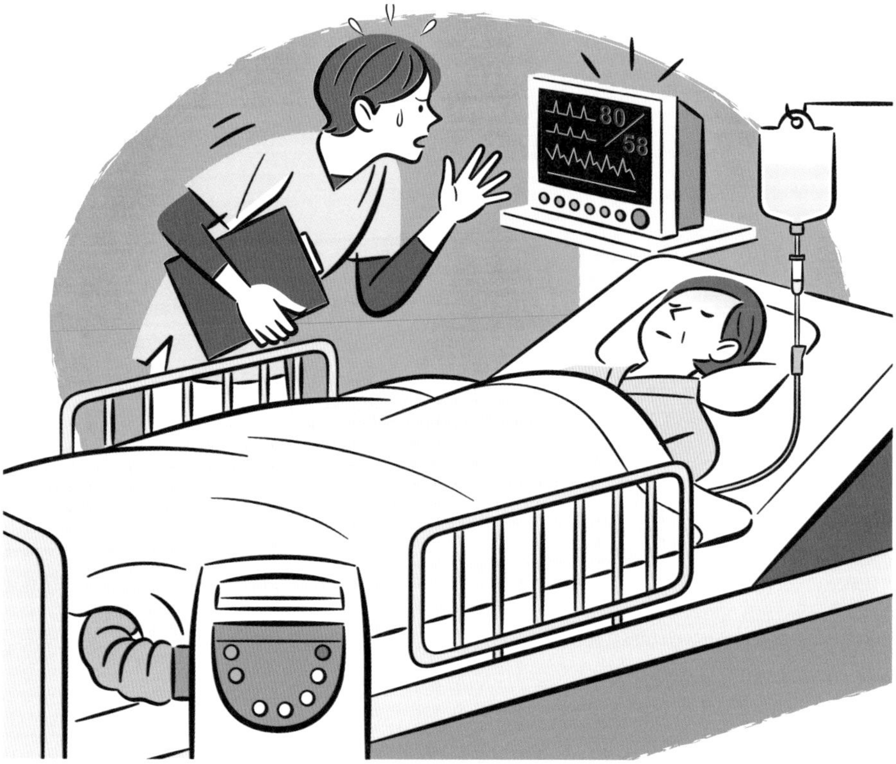

ピンチを切り抜ける鉄則

術後の末梢冷感は代償反応の１つです。他にも代償的な症状が出現していないか見落とさないように観察を行い、適切な体温管理をすることで血圧低下を防ぐことができます。

POINT

末梢冷感があるということは、代償的に末梢血管を収縮させ、血圧を維持している可能性があるということです。そのような患者さんに温風加温器で急激に復温すると、末梢血管が拡張し血圧が低下する可能性があるため注意が必要です。

起こった状況

症例

開腹手術を受けたAさん。手術室から病室へ戻ったときのバイタルサインは血圧120/77mmHg、脈拍67回/分、体温36.3℃でした。Aさんは寒気を訴えていたため、担当看護師は温風加温器を使用して加温しました。30分後に再訪室し、バイタルサインを測定すると、血圧80/58mmHg、脈拍103回/分、体温36.8℃でした。急激に血圧が下がってしまったことに驚き、すぐさま先輩看護師へ相談に行きました。

どうしてそうなった?

術後は、手術侵襲により血管透過性が亢進した状態にあり、血管内容量の減少が考えられます。このような生体反応以外にも、手術中や術後の出血による循環血液量減少にも注意が必要です。この状態で末梢冷感があるといって急激に加温すると、収縮していた血管が急激に拡張し血圧が低下してしまう“リウォーミングショック”という現象が起こりやすくなります。

どう切り抜ける?

1. 術後に低体温になる理由を把握する

手術を受ける患者さんは、麻酔薬の使用や手術室の環境、手術操作によって体温が下がりやすい状況にあります。そのため、手術室では適切な保温・加温を行い、低体温にならない体温管理を目指しています。しかしながら、長時間や出血量の多い大きな侵襲が加わるような手術では、炎症性サイトカインや内因性発熱物質の影響によって体温調節中枢のセットポイントが上昇するため、退室時の測定温は異常値でないのに相対的に低体温になっている可能性があります(図1)。

図1 術前・術中・術後の閾値間域の変化と自律性体温調節反応

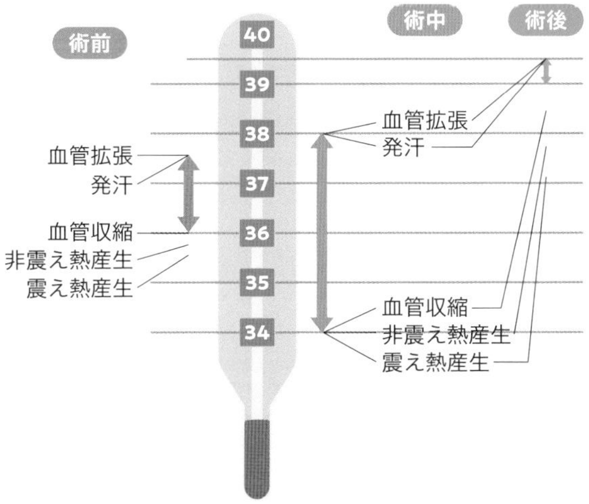

2. 末梢冷感がある原因をアセスメントする

1）末梢循環不全

循環血液量が減少しているとき、生体は恒常性を維持しようと働きます。このときの代償反応として、心拍数や呼吸数の増加、末梢冷感、チアノーゼ、冷汗、尿量減少といった症状が出現します。末梢冷感は、循環血液量減少のサインかもしれません。

近年では、過剰輸液や制限輸液にならないよう手術中の適切な輸液管理が目標とされています[1]が、手術室から病棟にそのまま帰室するような症例の多くは、術後の状態を見てみないと血管内容量が足りているのかはわかりません。患者さんが受ける手術の侵襲程度と合わせて、術中の出血量や輸液の内容・量を確認し血管内容量が維持されているかアセスメントを行う必要があります。末梢循環不全の有無を確認する最もすばやくできる方法はCRT（毛細血管再充満時間）を確認することです。それが２～３秒以上を要する場合は末梢循環不全が疑われます。

また、術後出血が起こっていないかドレーンや創部の観察も忘れずに行うことも大切です。シバリングや痛みは高血圧を誘発し、術後出血につながる可能性もあります。患者さんの訴えや全身状態の変化を見落とさないようにする必要があります。術後に採血がある場合は、凝固線溶系異常がないか血液検査データも確認しておくことも大切です。

2）環境温の変化

麻酔薬の効果が遷延している場合は、周囲の温度変化を受けやすい状態にあるため、室温設定も適切であるか確認が必要です。

3. 適切な復温方法を実践する

体温には末梢温と中枢温があります（**表１**）。末梢温は外部環境の影響を受けやすいため、適切な体温管理を行う際は中枢温の測定が重要です。しかしながら、現場では腋窩や口腔内など末梢温を測定する場面のほうが多いはずです。中枢温とは温度差があること、術後の患者さんは麻酔や手術侵襲によって体温調節機構が不安定な可能性があることを認識しアセスメントする必要があります。術後に末梢冷感を認め、かつ低体温になっている患者さんの復温では急激な加温を避けることは鉄則です。英国国立医療技術評価機構（NICE）は周術期低体温予防に関するフローチャート（**図２**）を公表し、術前からの厳密な体温管理が見直され、術後も温風加温器による積極的加温が勧められています。このフローチャートから学ぶことは多いですが、患者さんの身体反応に応じた適切な復温方法を選択し実践することが重要になります。多くの場合、術後は入室時と同程度まで復温しているため、室温の調整や毛布などで体を被覆することで患者さんの不快感を除くことができるはずです。

表1 末梢温と中枢温

末梢温	中枢温
腋窩	前額深部
口腔	鼓膜
	鼻咽頭
	食道
	肺動脈
	直腸
	膀胱

引用・参考文献

1. 飯島毅彦：術中輸液の考え方の流れ.昭和学士会誌 2018；78（5）：440-448.
2. 日本麻酔科学会・周術期管理チーム委員会編：周術期管理チームテキスト 2016；3（1）：324-328.
3. 日本手術看護学会手術看護基準・手順委員会：手術看護業務基準 2018；1（2）：31-34.
4. 中嶋康文：麻酔・集中治療領域における体温管理のガイドライン作成の検討．日本臨床麻酔学会誌 2010；30（3）：393-397.

図2 **周術期低体温予防に関するフローチャート**
（英国国立医療技術評価機構（NICE）が公表しているPerioperative hypothermia（inadvertent）ガイドラインより引用改変）

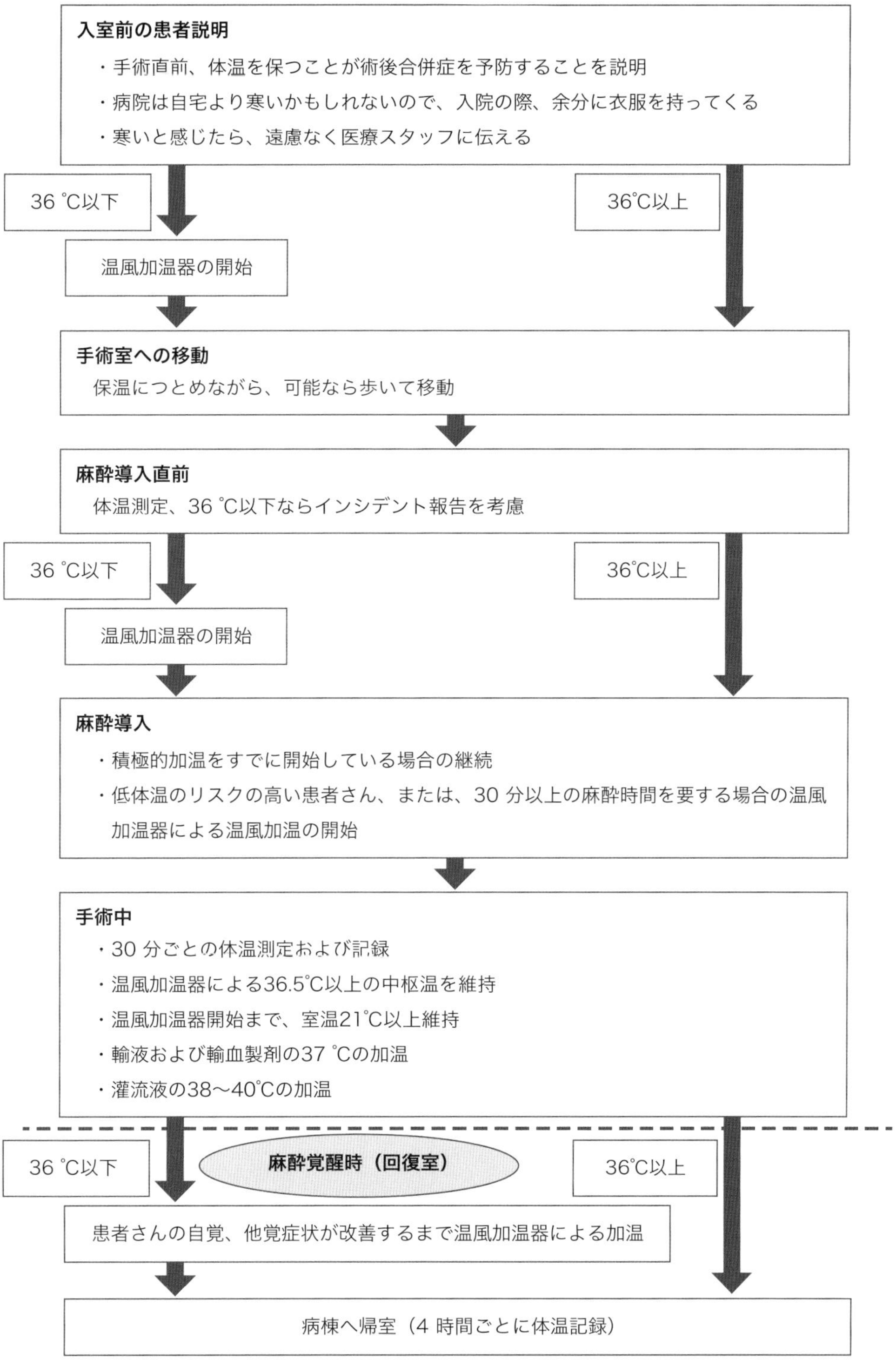

中嶋康文：麻酔・集中治療領域における体温管理のガイドライン作成の検討．日本臨床麻酔学会誌 2010；30(3)：393-397．より引用

010

前腕に静脈注射したら、指先の痺れを訴えた！

合併症

林 真理

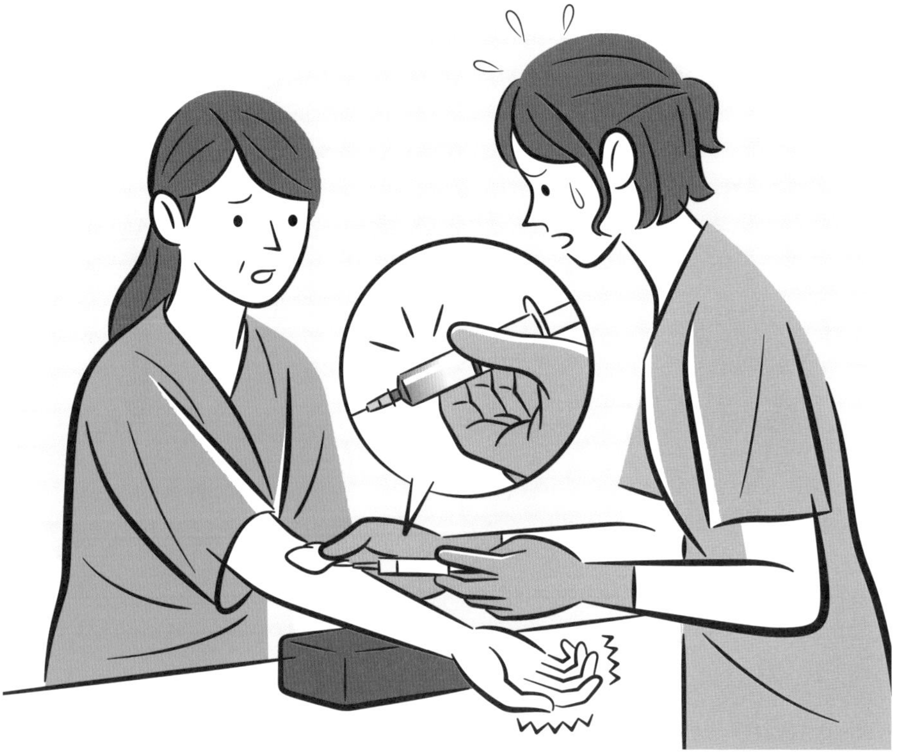

ピンチを切り抜ける鉄則

静脈穿刺の際は、できるだけ太い静脈を選択します。橈側皮静脈（肘窩部の親指側）が最も安全です。避けるほうがよい血管は、肘窩部内側の尺側皮静脈（付近に比較的太い神経が走行）、手関節部の橈骨皮静脈（橈骨神経浅枝が近い）です。正しく穿刺しても神経損傷を来す可能性があるため、穿刺を避けます。非利き手から穿刺部位を選ぶことも必要です。複数回の穿刺や深く穿刺しないよう血管を十分に怒張させるようにします。

POINT

静脈注射では、穿刺から投与直後、投与後まで何らかの作用や障害が発生することがあります。静脈穿刺による末梢神経障害はまれに発生し、治療にもかかわらず疼痛や感覚障害が残ります。症状は、数日の経過で消失する痛みや痺れから、数年にわたり持続する痛みや痺れ・運動障害まで、重症度はさまざまで、日常生活に支障を来す障害が残る場合もあります。

起こった状況

症例

医師から消化性潰瘍薬の静脈注射を依頼され、患者さんに静脈注射を行いました。逆血は確認できましたが、患者さんから指先の痺れと痛みの訴えがありました。逆血はあったのにどうしてと思いつつ、すぐに抜針し患者さんの状態を確認しました。

どうしてそうなった？

静脈と神経の解剖を見ると、静脈のそばに神経が走っています（図1）。尺側正中皮静脈の近傍には正中神経本幹や内側前皮神経が、手関節部の橈側皮静脈の近傍には皮神経が走行しているため、特に手関節部の橈側皮静脈や肘部尺側での穿刺は神経損傷の危険性が高い部位となっています。皮膚近くの神経は個人差があるので、神経損傷を100％防止することはできません。

図1 前腕部の静脈と神経の走行

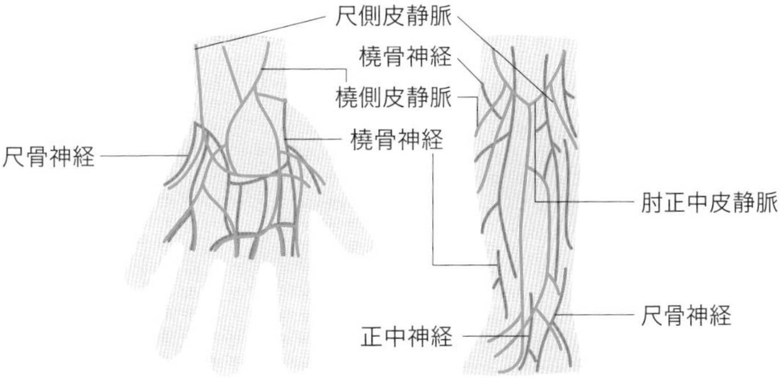

どう切り抜ける？

まず、指先の痺れの原因を追求することが必要です。注射してすぐに疼痛、痺れを訴えていれば、穿刺時に神経を損傷したことが考えられます。薬剤を入れている途中ならば、注射時に針が動き損傷した可能性や薬剤が漏れている可能性があります

患者さんが疼痛や感覚障害を訴えたら、とにかくすぐに抜針を行ってください。逆血がある、採血ができているからといって終わってから抜くのでは遅いのです。また、患者さんが痛みを訴えているのにすぐに抜かないのは、後々の信頼関係にも影響します。

そして、患者さんの状態、痺れや痛み（どこからどこまで、どのくらい）、運動状態の確認を行います。局所の保温と安静を保ち、整形外科受診などを行ってください。後日であっても、異常な痛みや痺れ、知覚異常があれば、神経内科や整形外科へ紹介し、受診していただきます。そして、発生したことを上司や主治医、安全管理者へ報告することが必要です。

また、採血が不成功の場合は、他の実施者に交代することも大切です。患者さんには穿刺前に異常な痛みを我慢しないよう説明しましょう。採血後に少しでも違和感や感覚の異常があれば、すぐに来院するよう伝えます。「気のせいですよ」「大丈夫だと思います」などの勝手な判断や発言はしないことが重要です。医療過誤問題に発展する恐れがあるためです。

参考文献

1. 有川智子，眞鍋治彦，久米克介，他：静脈穿刺により末梢神経障害をきたした16症例．日本ペインクリニック学会誌 2007；24(2)：100-104．

011

自然気胸で胸腔ドレーンを挿入し、持続吸引を開始した。30分後、SpO_2が低下し呼吸困難が出現した

合併症

西本 陽介

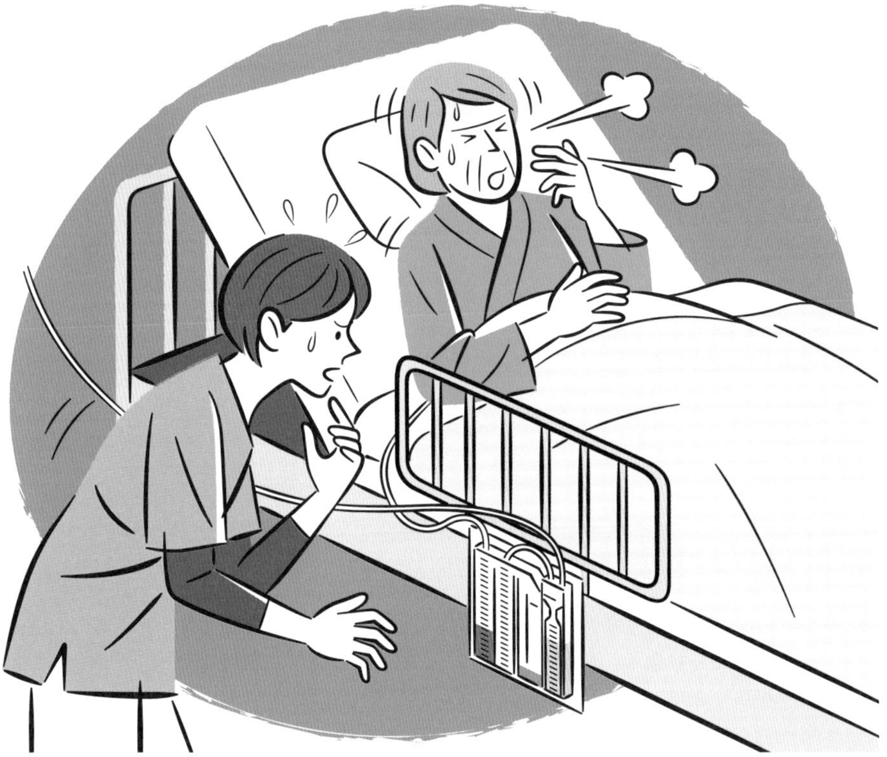

ピンチを切り抜ける鉄則

再膨張性肺水腫は、気胸や胸水による肺の虚脱期間が長い場合や虚脱範囲が大きい場合に発症しやすいのが特徴です。肺の再膨張後１時間以内に起こると言われています。リスクが高い患者さんに対して胸腔ドレーンを留置する際には、留置後１～２時間程度は頻回な観察を行い、異常の早期発見・対応に努めましょう。

POINT

気胸や胸水による肺の虚脱を改善するために胸腔ドレーンを留置したものの、その後、肺水腫によって呼吸状態が悪化することがあります。虚脱期間が長い場合や虚脱範囲が大きい場合には、特に留置直後の状態を密に観察しなければなりません。

起こった状況

症例

患者Aさん、70歳代、女性。7日前から右胸部の軽度の痛みが持続しており、呼吸困難感が出現したため受診しました。胸部X線写真で右自然気胸と診断され、入院後に右胸腔ドレーンを挿入されて経過を見ることとなりました。30分後に突然SpO_2が低下しアラームが鳴ったため、病室へ向かうと、激しい咳嗽とともに呼吸困難感を訴えました。駆けつけた看護師が胸腔ドレナージを確認しましたが、原因がわからず、対応ができずに戸惑っています。

どうしてそうなった?

気胸や胸水などによって虚脱した肺が急速に再膨張すると、肺組織も急速伸展されて血管障害を生じるとともに、肺血流の再灌流が起こります。虚血臓器に再灌流が起こると、炎症性サイトカインが分泌されて、ヒスタミンやブラジキニンなどのケミカルメディエータが産生されます。ケミカルメディエータは血管内皮細胞の間隙を開大させることで、血管の透過性が亢進し肺水腫を引き起こします(**図1**)。肺水腫の原因はさまざまですが、今回の状況で生じた肺水腫を「再膨張性肺水腫」と言います(**表1**)。

図1 血管透過性亢進

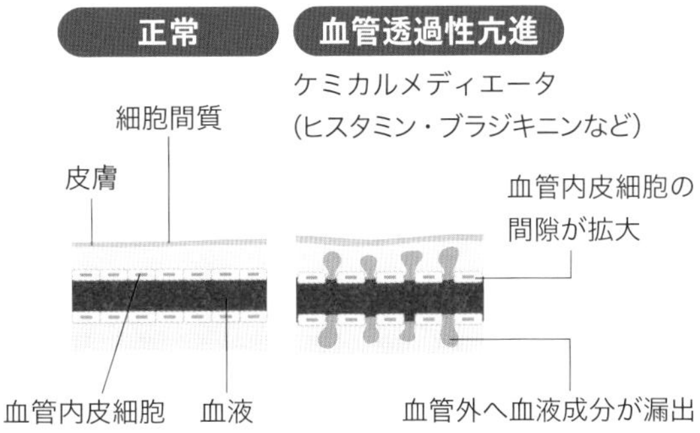

表1 肺水腫の種類と原因

分類	機序	原因
静水圧性肺水腫	肺の毛細血管の静水圧が上昇することによって血液成分が血管外に漏れ出ることで生じる	左心不全・肝不全・腎不全・過剰輸液
透過性亢進型肺水腫	血管透過性亢進によって血液成分が血管外に漏れ出ることで生じる	敗血症・膵炎・ARDS・手術侵襲など
混合型肺水腫	静水圧性肺水腫と透過性亢進型肺水腫が混合したもの	再膨張性肺水腫・神経原性肺水腫など

どう切り抜ける?

1. 肺水腫を疑う症状を確認する

肺水腫は、肺胞内に液体が貯留することでガス交換の障害が起きます。これをガス交換障害と言います(**図2**)。そのため、呼吸困難感やSpO_2の低下、聴診では両側の肺野からコース・クラックル(coarse crackles：水泡音)が聴取されます。また、起座呼吸や泡沫状の血性痰も一般的な症状です(**表2**)。このようなの症状以外にも、呼吸回数の増加や冷汗、チアノーゼの出現がないかを観察しアセスメントすることが重要です。

図2 肺水腫に伴うガス交換障害

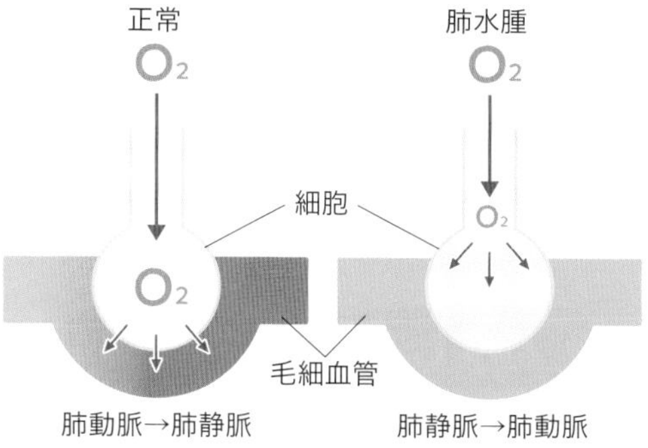

さらに、肺水腫を診断するためには、胸部X線画像や胸部CT検査、超音波検査や、酸素化を調べるために動脈血ガス分析検査も行うため準備をしましょう。

胸腔ドレナージの基本は、気胸の程度が強く、かつ気胸になった時間が長いほど、再膨張性の肺水腫を起こす確率が高くなります。したがって、患者の病歴と現在の状態を確認し、急激なドレナージを避けることが基本です。

表2 肺水腫の症状

□ 呼吸困難感/起座呼吸	□ SpO_2の低下
□ 両側でコース・クラックルの聴取	□ 頻呼吸
□ ピンク色や血性の泡沫痰	□ 冷汗
□ チアノーゼ	□ 意識レベルの低下(低酸素による意識障害)

2. 低酸素血症に対応するための準備を行う

肺水腫では低酸素血症となるため、生命の危機的状況に陥ります。そのため、緊急度は高く、早急な対応が必要となります。症状から肺水腫を疑った場合には、頭部を挙上して酸素投与を行います。泡沫痰による気道の閉塞が疑われる場合には吸引による閉塞の解除が必要ですが、低酸素血症の状態で吸引を行うと、さらに呼吸状態が悪化することがあるため、十分な酸素投与を実施する必要があります。また、再膨張性肺水腫ではNPPV(非侵襲的陽圧換気)や人工呼吸器を使用した陽圧換気が必要となる症例が多いため、応援要請を行い救急カートの準備と気管挿管の可能性に備える必要があります。

3. せん妄や不穏などの精神的な症状を見逃さない

症状の1つである呼吸困難感は死をイメージしやすい身体症状で、患者さんは不安や恐怖を感じています。さらに、低酸素血症となると脳への酸素供給量が減少するため、多くの場合せん妄や不穏を引き起こします。これらの症状は患者さんのSOSでもあるため、せん妄や不穏の原因をアセスメントして適切に対応する必要があります。起座呼吸や酸素投与などで呼吸困難感が軽減することで落ち着くこともあります。「不穏だから鎮静する」という考えだけは絶対に避けましょう。

参考文献

1. 深田真宏, 丸山修一郎, 奥本龍夫, 他：Hypovolemic shockを伴う再膨張性肺水腫を発症した気胸の1例. 日臨外会誌 2014；75(1)：68-72.
2. さいたま赤十字病院看護部編：本当に大切なことが1冊でわかる呼吸器. 照林社, 東京, 58-59.
3. 尾野敏明編：イラストでわかる！ICUナースの生体侵襲ノート. 日総研出版, 名古屋, 2015.

012

胸腔ドレーンから排液がなくなった。翌日抜去を検討することになったが数時間後呼吸状態が悪化した！

合併症　胸腔ドレーンの閉塞によって排液が減ったことに気づかず呼吸状態が悪化した

世戸 理恵子

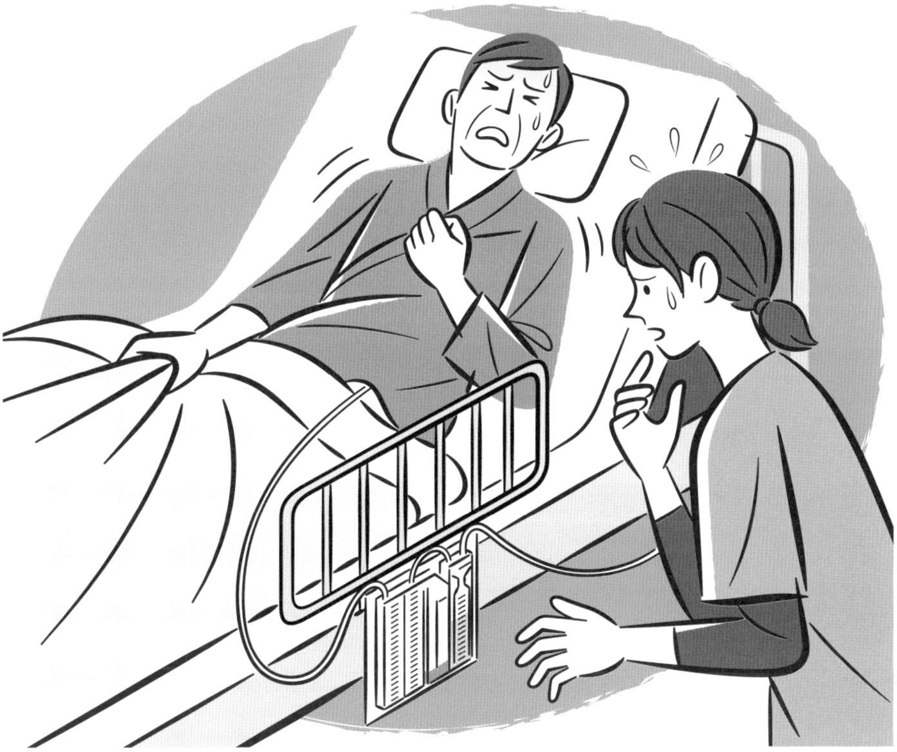

ピンチを切り抜ける鉄則

胸腔ドレーンの閉塞を防ぐ最大のポイントは、胸腔ドレーンの排液量と性状の推移をアセスメントすることです。排液の性状が血性であり粘稠度が高い場合は、あらかじめ閉塞のリスクを考えたうえでドレーンの管理を行うことが必要になります。リスクをアセスメントしたうえで患者さんを観察することですぐに変化を捉え対応できるようになります。

POINT

胸腔ドレーンを挿入している患者さんの観察をする際、排液量が徐々に減少したのか、急激に減少したのか、その推移を確認することが必要となります。排液量が急激に減ったとき、胸腔ドレーンの閉塞を疑い、胸腔ドレーンの回路の観察や呼吸状態の変化に注意しなければなりません。

起こった状況

症例

患者Aさん。既往に心房細動があり、抗凝固薬を内服しています。交通外傷で入院し入院後のCT検査で右の血胸が見つかりました。入院同日に血胸に対して、胸腔ドレーンを挿入しています。入院後3日までは胸腔ドレーンからの排液量も多いため止血剤を点滴で投与しており、血性で粘稠度の高い排液が続いていました。入院4日目になり、排液量が急激に減少したため、翌日胸腔ドレーン抜去を検討することになっていると夜勤の申し送りがありました。Aさんからナースコールがあり受け持ち看護師が訪れると「息がしんどい」との訴えがあり、SpO_2が低下しています。胸腔ドレーンからは排液がありません。受け持ち看護師はどうして呼吸状態が悪化したのかわからずオロオロしています。

どうしてそうなった?

胸腔ドレーンの排液量低下が見られる場合は、治療経過による排液量の減少、粘稠度の高い排液(フィブリンや凝血塊、壊死組織)による胸腔ドレーンの閉塞、ドレーンの屈曲や圧迫による閉塞、ドレーン先端部の位置のずれ、ドレーンの抜けなどの原因が考えられます。

胸腔ドレーンを観察する際には、排液量の推移を観察し、徐々に排液量が減少しているのか、それとも急激に排液量が減少しているのかを観察する必要があります。さらに、排液の性状の観察も大切になります。粘稠度の高い、血性の排液であれば、ドレーンが閉塞しやすくなるため、適宜ミルキングを実施しなければ胸腔ドレーンが閉塞し、排液できない血液が胸腔内に貯留し呼吸状態が悪化することで危険な状態になります。

どう切り抜ける?

1. 胸腔ドレーンの観察を行う

呼吸状態が悪化した原因が、胸腔ドレーンの回路ではないか確認します。胸腔ドレーンの排液システムは、古典的三びん法(3連ボトルシステム)を基本としています(**図1**)。吸引方法には、水封式サイフォン法と低圧持続吸引法があります。水封式サイフォン法は吸引をかけずサイフォンの原理で排液を促します(**図2**)。低圧持続吸引法は、持続的に低圧の吸引をかけて、排液を促します。

図1 チェスト・ドレーン・バックの原理

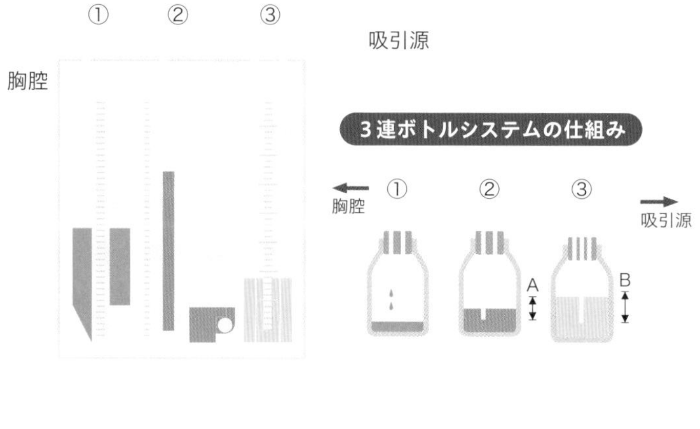

①排液ボトル
胸腔からの排液が貯留する。

②水封室
胸腔内を陰圧に保つため、指定された量の滅菌蒸留水を入れる。この仕組みを、水封(ウォーターシール)と呼び、一方弁の役割を果たす。

③吸引圧制圧ボトル
医師に設定された吸引圧(設定圧)を、注入する滅菌蒸留水の量によって調節する。

図2 サイフォンの原理

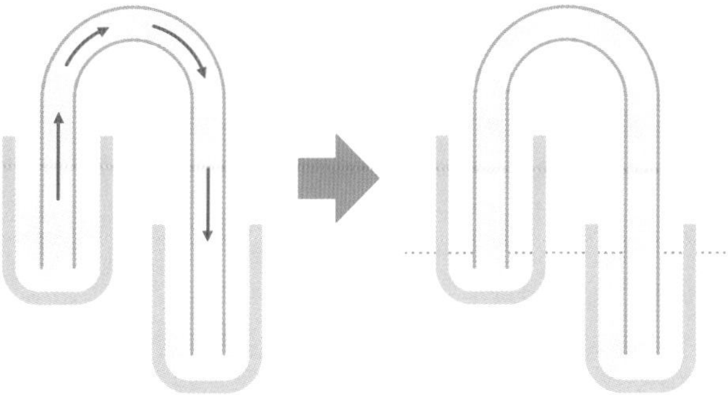

高いほうから低いほうへ水が移動して水面が一定になる。

胸腔ドレーンの観察は水封室を観察し、水封部の液面の呼吸性変動(図3)、エアリークとバブリング(図4)の有無を観察します。呼吸性変動が消失した場合は、ドレーンの閉塞が考えられます。

図3 呼吸性変動

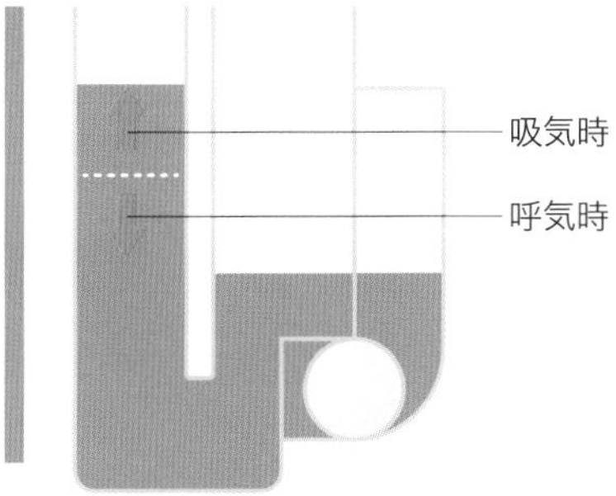

呼吸性変動とは、水封室の水が吸気時に上昇、呼気時に下降し胸腔ドレーン内の液体が呼吸に伴い変動することをいう。

図4 エアリークとバブリング

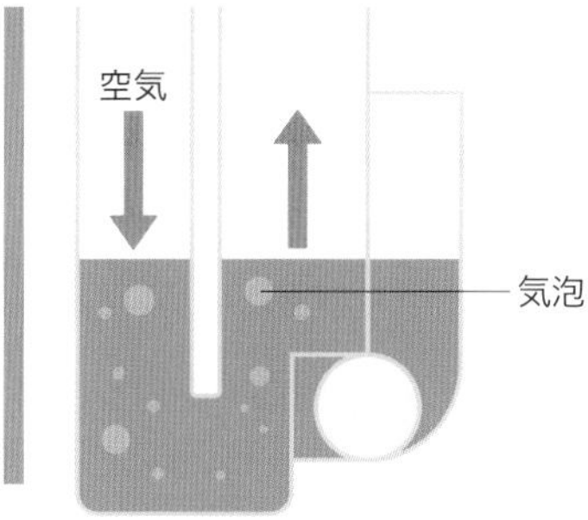

エアリークとは、空気漏れのことである。肺から漏れた空気は水封室で気泡が出ること(バブリング)により確認できる。呼気時に間欠的に気泡が出ることが、ドレーンが胸腔内に留置されている指標となる。

2. 排液の性状を確認する

排液の性状によってドレーンは閉塞しやすいため排液の性状を観察することも重要です。胸腔ドレーン抜去のタイミングは、排液量が減少することも大事ですが、排液の漿液性変化が見られることも大切です(図5)。そのため、排液量のみで胸腔ドレーンの抜去を検討するのではなく、性状や、採血データ、X-Pの評価を行ってから胸腔ドレーンの抜去は検討します。粘稠度が高い排液の場合、ミルキング等を実施し閉塞を解除します。閉塞が解除できない場合は、ドレーン内の洗浄やドレーン自体の入れ替えを検討します。

図5 排液の性状変化

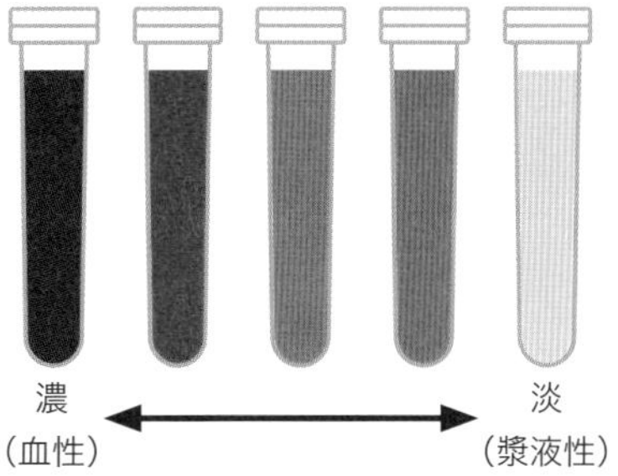

時間とともに血性から漿液性へと変化していく。

3. 呼吸状態の観察を行う

胸腔ドレーンの閉塞により、呼吸困難感が増強する場合、呼吸状態の観察を密に行うことが重要です。呼吸回数の観察はもちろん、呼吸音の左右差、SpO_2の測定や酸素投与を行い、患者さんに安楽な姿勢を促します。さらに、採血やX-P、ドレーンの入れ替えを行う可能性があることも念頭に置いて行動しましょう。

参考文献

1. 道又元裕：ドレーン管理デビュー はじめてでもすぐできる すぐ動ける. Gakken, 東京, 2016：113-120.

013

カテコラミンを交換したら、血圧が低下した！

合併症 三方活栓の向きが異なり、カテコラミンが投与されなかった

山川 貴史

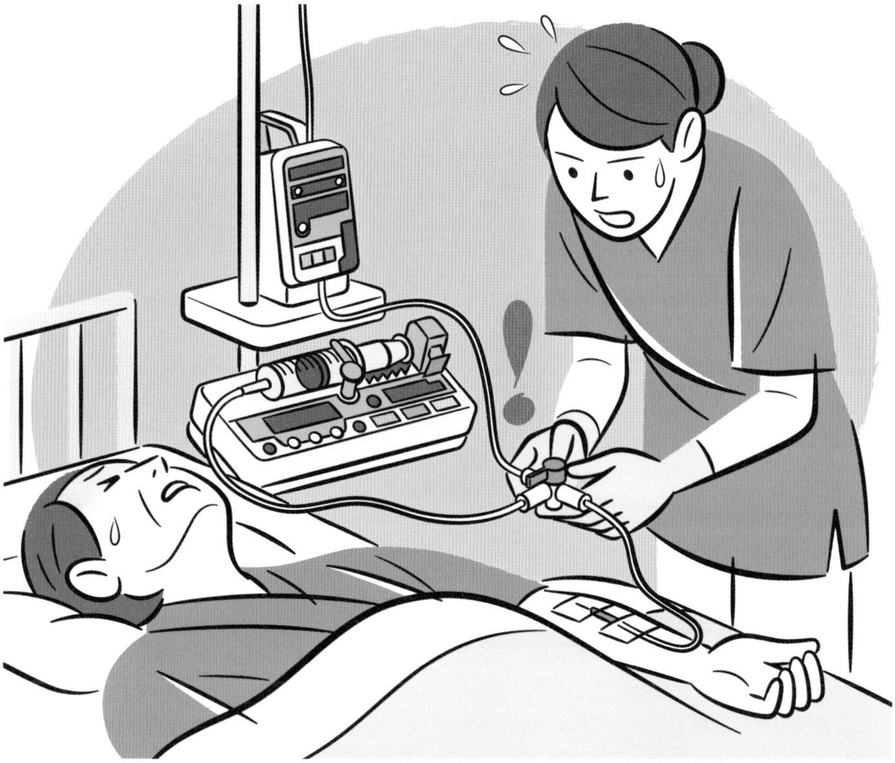

ピンチを切り抜ける鉄則

患者さんの血圧が低下した場合、まずはバイタルサイン、意識レベルなど全身状態を確認することが重要です。カテコラミン製剤を使用している場合は、薬剤が確実に投与されているか、三方活栓の向きや刺入部の確認を定期的に行うことが必要です。

POINT

輸液ラインに三方活栓をつけることで、1つの輸液投与ルートから複数の薬剤を同時に投与したり、輸液ラインの気泡の除去が簡単に行えるメリットがあります。その一方で、三方活栓の不適切な使用による事例報告も多く、取り扱いには注意すべきポイントを知っておく必要があります。

起こった状況

症例

心不全のためICUに入院した患者Aさん。ICU入院３日目、循環動態が安定したため一般病棟へ転床となりました。強心剤としてドブタミン塩酸塩（カテコラミン製剤）５ガンマを持続投与中で、血圧は110/60mmHg、心拍数は70回/分と安定しています。看護師Aは、ドブタミンの交換のため、新しい薬剤をシリンジポンプにセットして、プライミング後、流量が安定したところで、三方活栓に接続し、コックを用いて切り替え交換を行いました。30分後、ベッドサイドアラームが鳴り、病室に向かうと、Aさんの顔色が悪く血圧は70/50mmHgに低下、心拍数は100回/分に上昇していました。先輩看護師が三方活栓のコックの向きが閉塞になっているのに気づき、カテコラミンが投与されていないことが判明しました。

どうしてそうなった?

カテコラミン製剤は循環作動薬の一種であり、主に心不全やショックの患者さんに使用される薬剤です。その作用機序は、心臓の収縮力を増強する強心作用と、末梢血管を収縮させることにより血圧を上昇させる作用に分かれます。カテコラミン製剤の交換には、三方活栓を使用して投与流量を一定に保つ必要があります（**図１**）。このように、三方活栓の不適切な使用は患者さんの生命に危険を及ぼす可能性があります。

図1 カテコラミン交換における三方活栓の使用方法

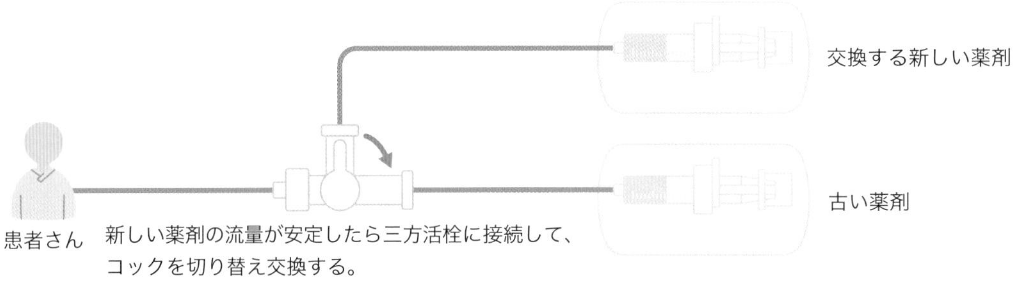

どう切り抜ける?

1. まず患者さんの状態を確認する

患者さんの血圧が低下した場合、パッと見たときに、「ショックかもしれない」と気づくことがとても重要です。バイタルサインの著しい異常や、ショックの症状を認める場合は患者さんのそばを離れずにナースコールなどを使用し、応援を呼びましょう。ショックの特徴的な症状に「ショックの5P」があります（**図２**）。バイタルサインの中で最も早く急変を予測するのは「呼吸数」の上昇です。①呼吸数が22回/分以上、②意識状態がおかしい、③収縮期血圧が100mmHg以下または平常時の20%程度の低下の２つ以上が見られた場合は特に注意が必要です[1]。

図2 ショックの5P

①皮膚・顔面蒼白(Pallor)
②発汗・冷や汗(Perspiration)
③肉体的・精神的虚脱(Prostration)
④脈拍微弱(Pulselessness)
⑤促迫呼吸(Pulmonary insufficiency)

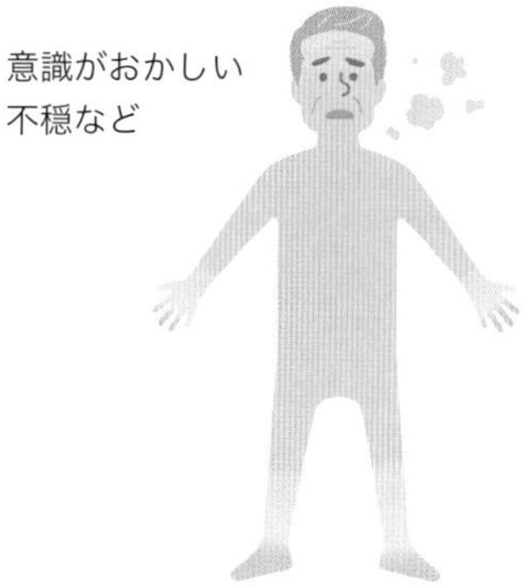

2. 血圧低下の原因を検索する

血圧を規定する因子は、前負荷(循環血液量)、心収縮力、後負荷(末梢血管抵抗)の３つです。これら３つの異常から、ショックは４つに分類されます(**図３**)。ショックの分類は低血圧の原因を検索する場合に役立ちます。患者さんの個別の要因、薬剤の影響、医療機器の影響などを包括的に観察することが重要です。

図3 ショックの分類

①循環血液量減少性ショック

・出血性
・体液喪失性

②心原性ショック

・心筋性
・不整脈性
・機械性

③心外閉塞・拘束性ショック

・肺塞栓症
・心タンポナーデ
・緊張性気胸
・収縮性心膜炎

④血液分布異常性ショック

・敗血症
・アナフィラキシー
・神経原性

3. 三方活栓の取り扱い方法を知る

三方活栓の種類は、１バータイプと３バータイプがあり、コックの位置により流路の閉鎖と開放が逆になります(**図４**)。PMDA医療安全情報によると、三方活栓の向きが不適切で薬剤が投与されなかった事例、接続部が外れ患者さんの血液が漏出した事例、接続部の破損の事例など、三方活栓の不適正な取り扱いによる医療事故が多く報告されています。三方活栓の構造を理解し、向きと流路を定期的に確認することが重要です[2]。

三方活栓のコックの向きが閉塞になっていたこのケースでは、三方活栓を本来の向きに直すのではなく、三方活栓を一度外してから再接続することが鉄則です。三方活栓を外さずに元に戻してしまうと、閉鎖されていた時間分の薬剤量が溜まっていた圧力とともに体内に投与され、急激な血圧の上昇や心負荷を招くことになりかねません。

図4 三方活栓の種類（文献2より引用）

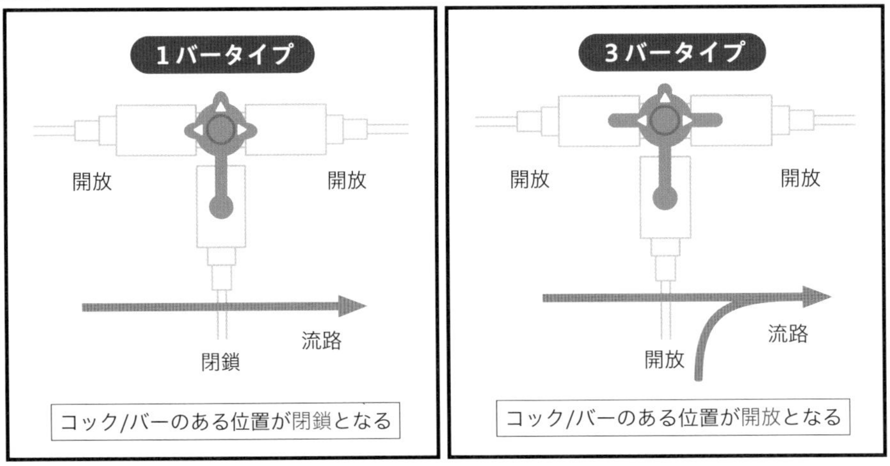

引用・参考文献

1. Singer M, Deutschman CS, Seymour CW, et al. The Third International Consensus Definitions for Sepsis and Septic Shock（Sepsis-3）. JAMA. 2016；315：801-810.
2. 医薬品医療機器総合機構：三方活栓の取り扱い時の注意について．PMDA医療安全情報 No.48 2016年1月．https://www.pmda.go.jp/files/000209346.pdf（2024/3/18アクセス）

014 解熱薬を投与後に血圧低下してしまった！（NSAIDs、アセトアミノフェン）

薬剤投与　解熱薬投与後の異変に気づいたが、対応方法がわからなかった

山守 めぐみ

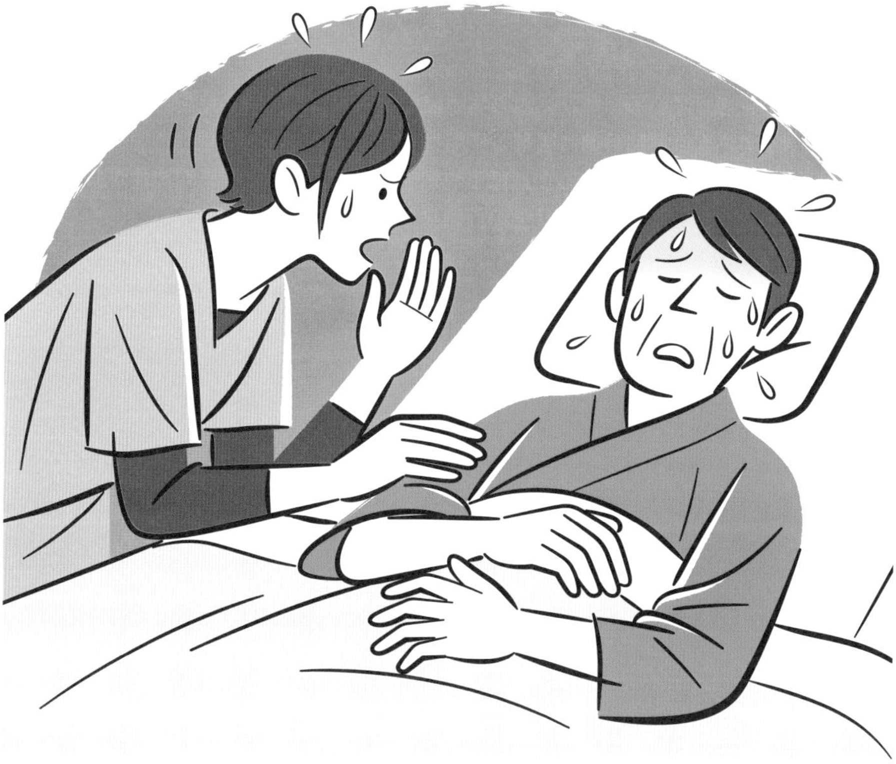

ピンチを切り抜ける鉄則

身近な解熱薬も患者さんの状態によっては急変するリスクが高いことを認識する必要があります。薬剤を使用する場合は投与前、投与後の変化を必ず観察し、効果はどの程度あったか評価することが重要です。

POINT

解熱薬には体温を下げる一方で、副作用として血圧が低下する可能性があります。患者さんの体温上昇の原因と解熱薬使用のリスクとベネフィットのどちらが大きいか見極める必要があります。

起こった状況

症例

患者Aさん。尿路感染症で入院中であり、看護師はAさんに「体が熱くてしんどい」と言われ、体温計測をすると38.0℃に上昇したため、解熱薬を内服してもらいました。そのときは意識が清明であり、その他のバイタル測定はしませんでした。その後、熱の再測定をするために再度訪室すると、呼びかけに反応がなく、発汗して意識レベルが低下しているAさんを見つけました。すぐに応援を呼びましたが、どのようにすればよいか困っています。

どうしてそうなった?

Aさんは尿路感染症に罹患しているため、体内の病原菌に対し白血球などの免疫細胞が活性化する過程で発熱している状態でした。Aさんは解熱目的に薬剤を使用したため、発熱による脱水と解熱に伴う発汗、末梢血管の拡張により循環血液量が一時的に減少し血圧低下や意識レベル低下を招いた可能性があります。血圧低下などの副作用を認めた場合は、速やかに全身状態の評価を行い、介入が必要です。

どう切り抜ける?

1. 血圧低下を認めたらすぐに仰臥位にする

解熱薬は鎮痛薬としても使用されるため、ケアや活動する前に使用されることがあります。リハビリなどで立位や端座位をとっているときに血圧低下を認めた場合は、下肢に血流が貯留し、心臓へ血液が戻る量が減少するため、さらなる血圧低下を招く可能性があります。まずは、速やかに仰臥位にしましょう。そして、15〜30度下肢挙上する「ショック体位」をとることにより総血流の1.8%(血流150〜300mL)が中心静脈に戻り血圧上昇が期待できるとして推奨された時期もありました。しかし、最近は、心拍数が必ずしも増加せず脳浮腫の助長や、横隔膜挙上により呼吸機能が低下する可能性も指摘されています(日本救急医学会医学用語解説集、https://www.jaam.jp/dictionary/dictionary/word/1111.html)。

図1 ショック体位(下肢挙上)

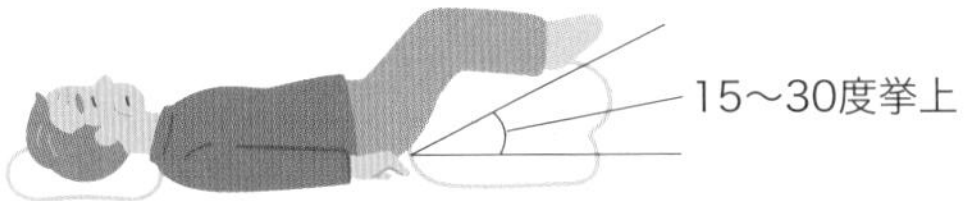

・心不全患者
・呼吸困難感の訴えがあった場合は中断する

2. 体系的アプローチを行い重症度を判断する

異変に気づいたらモニタの装着、静脈路の確保、酸素の準備を行い、継続的にモニタリングします。例えば先ほどのショック体位をしたら血圧がどうなったか、酸素投与したら酸素化がよくなったか、何か介入を行う度に評価をすることが重要です。これを体系的アプローチと呼びます(**図2**)。血圧のインターバル測定やアラーム設定を調整するとバイタルの変動に気づきやすく周囲にも情報共有をしやすくなります。

図2 体系的アプローチのイメージ（螺旋系イメージ）

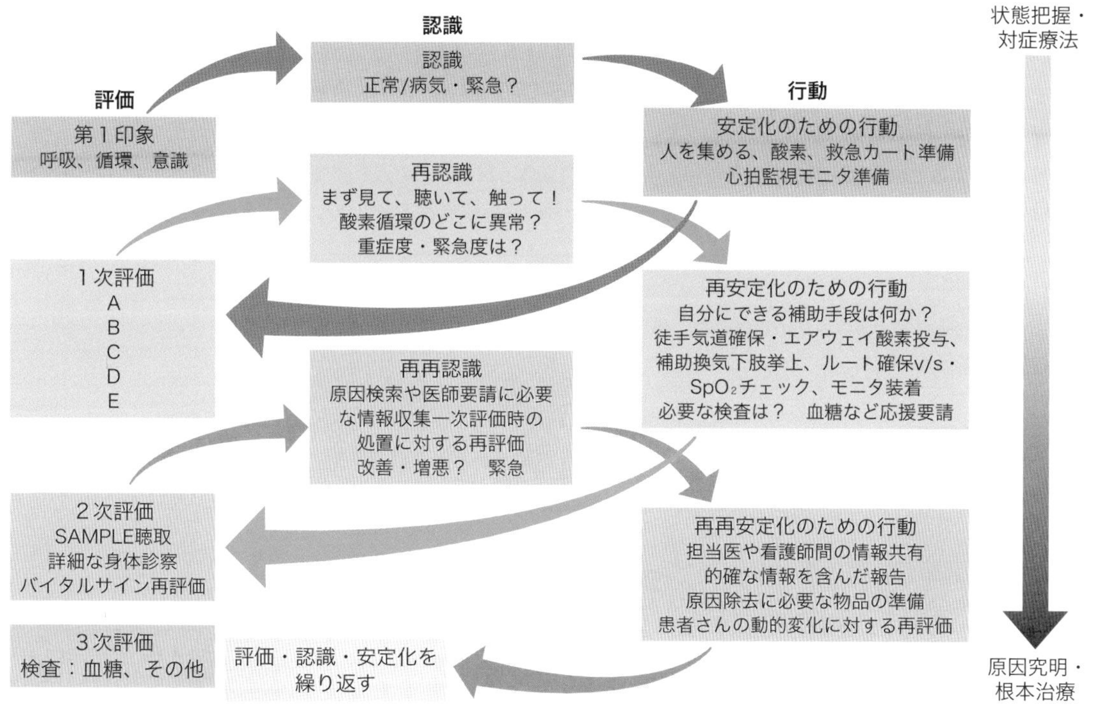

患者さんに起きている事象に対し、①評価、②認識、③行動を繰り返し、原因究明や治療につなげていくアプローチ方法

NPO法人 医療危機管理支援機構：INARSコース（https://meccso.jp/inars/about-inars.html）より引用

3. 体温上昇の原因について考える

体温は基本的に脳にある視床下部によって37℃前後に調整されています。今回は感染症による炎症によって発熱物質のプロスタグランジンが産生され、セットポイントが上昇し発熱していました（**図3**）。熱を下げることが防御機能を低下させる可能性もあることを認識する必要があります。また、他の体温上昇の原因としては、脳血管障害による体温調節機能の異常や熱中症が挙げられます。この場合は解熱薬の効果が乏しい場合もあります。体温上昇の原因を考え、解熱薬を使用するほうが患者さんにとってベネフィットが大きいのか判断する必要があります。発熱は代謝を亢進し、呼吸に影響を与えます。高度な発熱が長期化すると代謝性アシドーシスを招いたり、心不全の増悪、熱性けいれんを誘発する可能性があります。薬剤投与前にはバイタル測定を行い、十分な血圧があるかどうかを判断することが必要です。

4. 解熱薬の作用と副作用を理解する

NSAIDsでは発熱物質であるプロスタグランジンを抑制することで、セットポイントが上がらずに解熱効果が得られます（**図4**）。アセトアミノフェンでは視床下部の体温調節中枢のセットポイントを下げ、末梢血管を拡張し熱を放散させることで解熱効果が得られます。つまり、持続した発熱による不感蒸泄の増加、解熱に伴う発汗や末梢血管の拡張が重なることで循環血液量が減少しやすく血圧が変動しやすくなります。さらに、双方の副作用として、NSAIDsでは胃粘膜の分泌低下、血小板凝集作用が低下するため、消化管の潰瘍や出血傾向のリスクがあります。一方、アセトアミノフェンでは肝機能の障害のリスクがあります。また、体重50kg未満の成人には、１回15mg/kgを上限とされています。そのため、投与前の採血データを確認することも重要です。

図3 発熱の仕組み

発熱のベネフィット

病原菌が侵入すると白血球などの発熱物質が産生され、病原体と闘う。その過程でセットポイントが上昇し、体温が上昇する。発熱は生体防御反応の１つであり病原体の増殖抑制、免疫応答促進のベネフィットがある。

ポイント

●病原体の増殖抑制　●白血球の機能促進　●好中球の移動性促進
●免疫応答の促進

セットポイント

白血球が発熱物質を産生し
セットポイント上昇

病原体が減ると
セットポイント下降

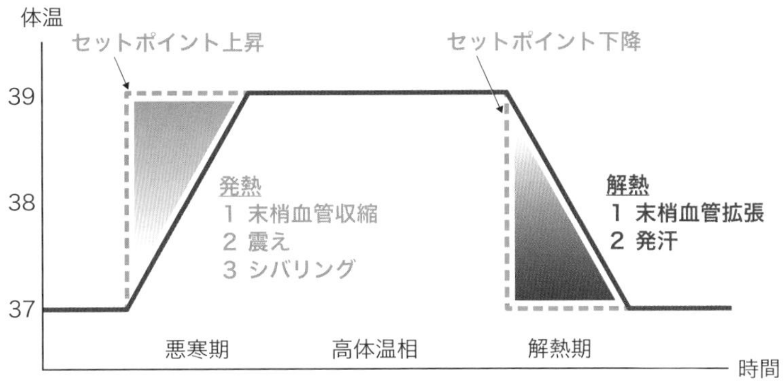

図4 NSAIDsの作用機序

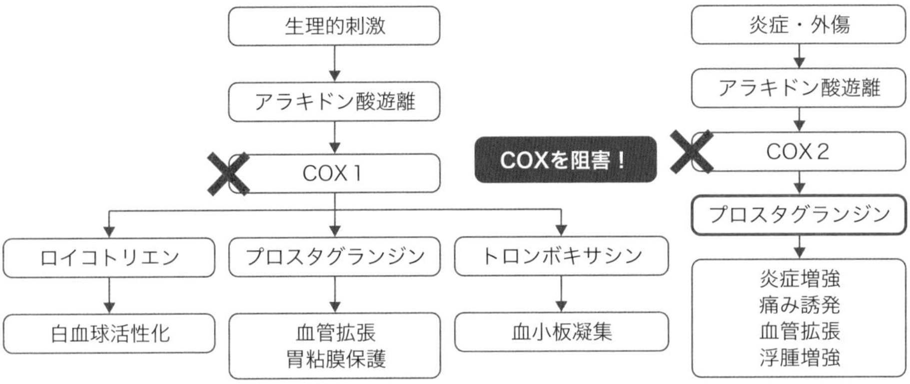

アラキドン酸の代謝から、発熱物質であるプロスタグランジンが産生される。NSAIDsは産生される前の段階のCOXを阻害することでプロスタグランジンの産生を抑制する。セットポイントの上昇を抑制し、解熱効果が得られる。

引用・参考文献

1. 道又元裕：ICUケアメソッド クリティカルケア領域の治療と看護．Gakken，東京，2014：240-245．
2. 江木盛時，他：重症患者に対する解熱処置．日集中医誌 2012；19(1)：17-25．
3. NPO法人医療危機管理支援機構　心停止回避(INARS)コース．https://meccso.jp/inars/about-inars.html．(2024/3/12アクセス)

015

創部にステロイド軟膏を塗布していたが、創部が悪化した!

合併症　培養したら真菌が検出された

栗木 公孝

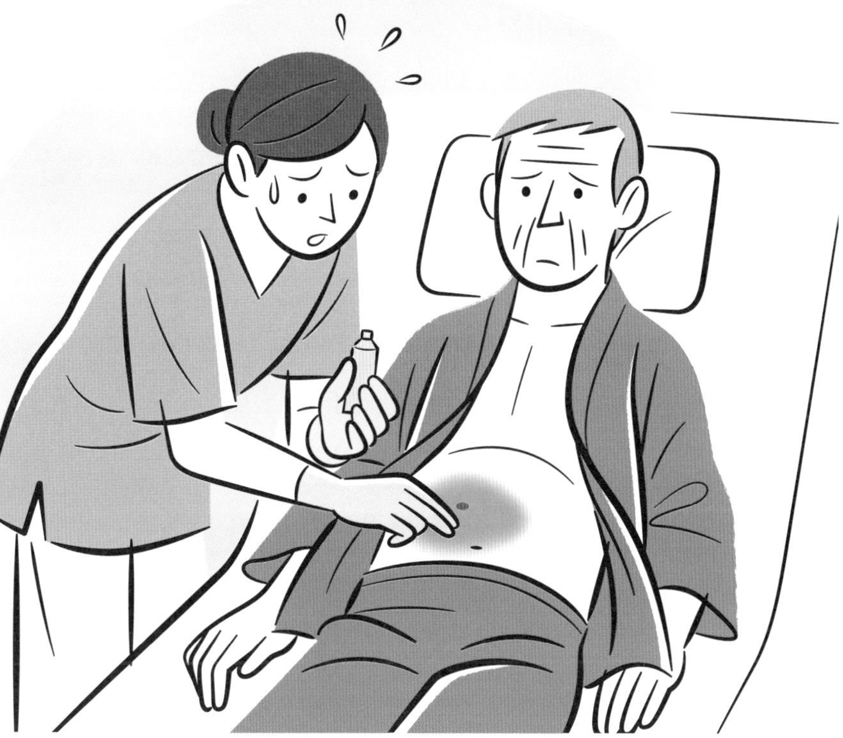

ピンチを切り抜ける鉄則

皮膚障害が起こると、皮膚の感染に対する抵抗力が著しく低下し、細菌や真菌感染が好発します。特に、皮膚がアルカリ性に変化したときは真菌に適した環境となります。細菌感染が起こると皮膚障害部および優位の皮膚に強い発赤を伴う炎症性変化が見られるため、菌の同定のためには培養検査を医師へ提案します。真菌感染を疑う場合は、滲出性紅斑の段階で皮膚科医への診察が勧められます。

POINT

副腎皮質ステロイド軟膏は皮膚の局所免疫を抑制する作用があるため、細菌や真菌などの感染症を引き起こす可能性があります。使用する場合は、感染性ではないことをアセスメントし、副腎ステロイド軟膏を塗布します。

起こった状況

症例

患者Aさん。１年前に脳梗塞による嚥下障害のため、胃ろう造設を行いました。その後、嚥下状態が改善し、経口での食事摂取が可能となったため、胃ろうチューブを抜去し瘻孔閉鎖術を行いました。しかし、創部は離開し創部から胃内容液の漏出が続き、創傷周囲は発赤・熱感・疼痛を認めました。そのため、医師より創傷周囲にステロイド軟膏による加療を受けていましたが、次第に創部周囲の発赤は悪化し、滲出性紅斑を認めたため、創部培養検査を行ったところ、真菌が検出されました。

どうしてそうなった?

瘻孔からの滲出液によって瘻孔周囲の皮膚は浸軟し、皮膚の表面を被う角質層のバリア機能が障害されることで皮膚障害が起こります。また、創傷周囲の発赤に対し、ステロイド軟膏による加療をしたことで、皮膚の局所免疫が抑制され、皮膚の角質層に存在する真菌が増殖して滲出性紅斑を認め、創部の状態が悪化しました。

どう切り抜ける?

1. 副腎皮質ステロイド外用薬と、その副作用

皮膚科領域で最も重要な外用薬であり、湿疹、皮膚炎群に用いられます。副腎皮質ステロイドの皮膚への作用は**表１**の通りです。

ステロイド軟膏は、皮膚のコラーゲンを萎縮させ、皮膚を菲薄化させて、易感染状態を惹起します。また、細胞増殖を抑制することにより創傷治癒を遅延させる作用があり、皮膚や粘膜などの物理的バリアの破綻にも影響します。特に、外用薬使用時には、細胞免疫機能の低下によって易感染状態となるため、細菌やウイルス、深在性真菌などのさまざまな感染症のリスクとなります。感染症に対して安易に誤用することにより、感染症(表在性真菌など)の遷延・拡大が見られることがあり、外用薬の副作用を熟知しておく必要があります。主な副作用を**表２**に示します。

副腎皮質ステロイド外用薬は、その強さにより５段階に分類されています(**表３**)。副作用を出さないために、症状の軽快とともに、弱いランクの副腎皮質ステロイド外用薬に適時レベルダウンを検討していく必要があります。

表1　副腎皮質ステロイドの皮膚への作用

- 免疫抑制作用
- 膜透過性抑制作用
- 炎症性ケミカルメディエーター遊離抑制作用
- アラキドン酸低下作用
- 細胞分裂抑制作用

表2　副腎皮質ステロイド外用薬の主な局所性の副作用

- 皮膚萎縮
- 多毛
- 痤瘡
- 接触性皮膚炎
- 酒さ様皮膚炎
- 口周囲皮膚炎
- 感染症(真菌・細菌・ウイルス)
- リバウンド
- 皮下出血

表3 副腎皮質ステロイド外用薬の使い分け

ストロングゲストⅠ群	顔面、陰部以外の高度な接触皮膚炎、紅斑が強く、滲出も高度な病変
ベリーストロングⅡ群	顔面、陰部以外の中等度の接触皮膚炎、滲出傾向が少ないもの
ストロングⅢ群	顔面、陰部以外の痒みを伴う湿疹病変など（滲出傾向のないアトピー性皮膚炎や皮脂欠乏性湿疹など）
ミディアムⅣ群	顔面、陰部の高度な接触性皮膚炎、湿疹病変など 顔面、陰部以外の軽度の痒みを伴う湿疹病変など
ウイークⅤ群	顔面、陰部の軽度な接触性皮膚炎、湿疹病変など 顔面、陰部以外のごく軽度の痒みを伴う湿疹病変など

文献
1．安部正敏：イチから学ぶ！ナースのための皮膚科看護学入門．学研メディカル秀潤社，東京，2021：122-128.
2．西岡清：皮膚外用薬の選び方と使い方（改訂第４版）．南江堂，東京，2012：7-15.

016

術後の初回離床のとき、立位直後に、めまいを訴え顔面蒼白になった！

合併症

西本 陽介

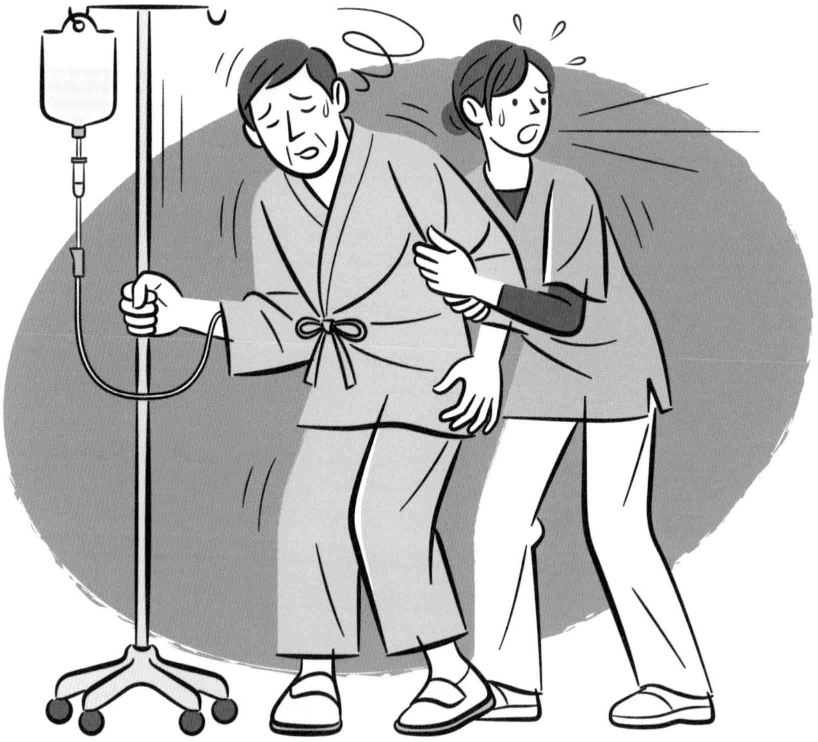

ピンチを切り抜ける鉄則

離床時の苦痛は、患者さんの離床意欲を大きく低下させる危険性があります。離床前のかかわり方で、起立性低血圧の発生リスクは軽減することができるため、日常ケアの中にヘッドアップや足関節の底背屈運動を取り入れて準備を進めていきましょう。

POINT

術後の早期離床は術後合併症を予防し、在院日数を減少させると言われています。しかし、術後早期では、侵襲による影響で循環動態が変化しており、離床を行う際に、起立性低血圧を生じることがあります。起立性低血圧は離床時の有害事象で最も多く、症状に注意しながら離床を行う必要があります。

起こった状況

症例

患者Bさんは胃がんに対する幽門側胃切除術を行い術後１日目。主治医の診察後に離床許可が出たため、初回離床を行ったところ立位になった時点でめまいを訴えて顔面蒼白となりました。担当していた看護師は倒れそうになるBさんを支えながらどうしたらいいのかわからず助けを呼んでいます。

どうしてそうなった?

離床後３分以内に収縮期血圧が20mmHg以上の低下、もしくは拡張期血圧が10mmHg以上低下することを起立性低血圧と言います。起立性低血圧の原因はさまざまですが、術後の患者さんでは、手術による生体侵襲反応で血管透過性亢進が生じて、循環血液量が減少しています(**表１**)。そのときに、離床のため立位になると、重力によって静脈血は下肢に移動して、心臓に返っていく静脈灌流量が急激に減少して血圧の低下や頻脈となり、さらには、めまいや失神などの症状が出現します。

表1 MOOREの分類

名称		期間	生体反応
第１相	傷害期 (異化期)	術後〜２日目	血管透過性亢進、循環血液量減少、尿量減少 腸蠕動の低下・消失、高血糖、蛋白異化の亢進
第２相	転換期 (異化〜同化期)	３日目〜５日目	内分泌反応の安定化、血管透過性亢進の改善 循環血液量増加、尿量増加(利尿期)
第３相	筋力回復期	６日目〜数週間	創治癒の促進、筋肉量の増加、食欲の回復
第４相	脂肪蓄積期	数か月間	脂肪蓄積による体重の増加、体力の回復

どう切り抜ける?

1. まずは患者さんの安全を確保する

血圧の低下によって脳血流が減少すると、めまいや気分不快などの症状が出現し、重度の場合には失神する可能性もあります。失神を起こすと転倒する可能性が高いため、速やかに端座位や背臥位に戻して患者さんの安全を確保しましょう。起立性低血圧であれば、背臥位にすることで、血圧は上昇し症状も軽減することが一般的ですが、血圧低下や意識レベルの低下が遷延している場合には下肢の挙上を行いましょう(**図１**)。

図1 下肢挙上

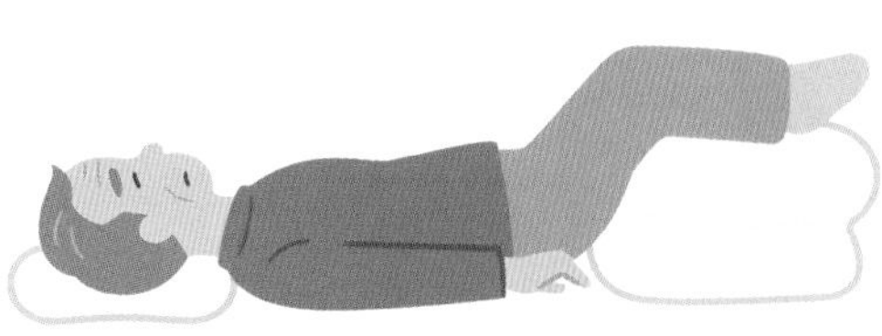

2. 血圧と心拍数(脈拍数)の測定を行い原因の検索を行う

起立性低血圧の原因はさまざまですが、血圧と心拍数(脈拍数)をみることで、ある程度の原因を推測できます。離床開始に伴い血圧が低下し頻脈となった場合には、脱水や出血による循環血液量の減少が起こっています。さらに、収縮期血圧が20mmHg以上の低下と頻脈を認めた場合には、侵襲によって炎症性サイトカインが分泌され、血管収縮反応が抑制されている状態が考えられます。反対に、血圧・心拍数ともに低下した場合は、迷走神経反射によるものも考えられます。術後の患者さんは痛みなどの苦痛やストレスを感じているため、迷走神経反射のリスクも考慮する必要があります。

3. 離床を継続できるかを評価する

術後の早期離床は創治癒の促進や術後合併症の予防となるため、起立性低血圧を起こした場合でも、短時間で血圧が回復するのであれば離床を継続することが望ましいです。具体的には、足関節の底背屈運動や足踏みを行い血圧が回復するのであれば離床を継続しましょう。しかし、2～3分ほど継続しても血圧が回復しない場合には離床を中止しましょう。また、離床を継続するか判断している最中にも意識レベルの低下を認めた場合には、すぐに背臥位に戻します。もしも、中止となる場合には、医療チーム内で原因を検討し対応を考えます。

4. 早期離床に向けて離床前から準備を進めていく

離床の進め方は、①床上訓練：ヘッドアップ・下肢の運動、②端座位、③立位・歩行と進めていきますが、安全に離床を行うためには離床前の①が重要となります。起立性低血圧のリスクが高い患者さん(**表2**)ほど床上訓練が重要であるため、呼吸循環動態が安定して創部に異常がない場合には、ケアや処置が終えたらヘッドアップや足関節の底背屈運動を促し、準備を進めましょう。

表2 主な起立性低血圧のリスクと機序

リスク	機序
高度侵襲	炎症性サイトカイン/ケミカルメディエータの産生(血管内脱水)
出血	循環血液量の減少
心機能低下	心拍出量低下 脳血流量の低下
圧受容器反射減弱	長期臥床
低栄養	筋力低下による筋ポンプの低下
薬剤	降圧薬、利尿薬、β遮断薬、向精神薬、抗パーキンソン病薬、麻酔鎮痛薬など

参考文献

1. 日本離床学会ホームページ：離床マニュアル 起立性低血圧とリスク管理. https://www.rishou.org/orthostatic_hypotension_manual#/(2024/3/18アクセス)
2. 山内康太, 島添裕史, 石村博史, 他：胃癌術後における起立性低血圧の予測因子. 日集中医誌 2013；20：387-394.
3. 尾野敏明編：イラストでわかる！ICUナースの生体侵襲ノート. 日総研出版, 名古屋, 2015.

017

手術室から病室へ戻る際、吸入用の酸素ボンベの残量が少なく、手術室のボンベを使ったら液化炭酸ガスのボンベだった！

誤使用

山本 昌弘

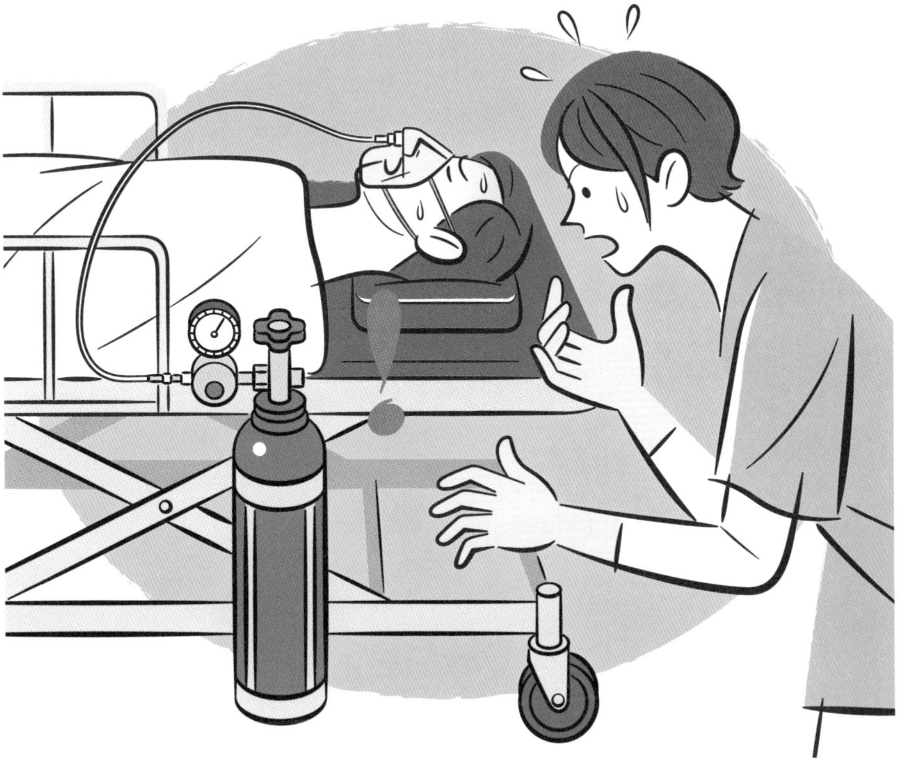

ピンチを切り抜ける鉄則

高濃度の炭酸ガスを吸入すると、数分で意識消失し、急速に呼吸停止を経て死に至る可能性があります。呼吸状態を中心に患者さんの状態を迅速かつ正確に観察を行うと同時に、ACLSを行える体制を整えることが重要です。

POINT

液化炭酸ガスを吸入すると、急性二酸化炭素中毒を引き起こし、短時間で呼吸停止から心停止に至る危険性があります。医療用ガスボンベを使用する際には、必ずガス名を「医薬品ラベル」で確認することが必要です。

起こった状況

症例

十二指腸潰瘍穿孔による汎発性腹膜炎のため、緊急手術となった患者Aさん。手術後、病棟看護師が酸素ボンベを持参し、手術室にAさんを迎えに行ったが、持参の酸素ボンベの残量が少なかった。急遽、手術室にあったボンベを借り、酸素マスクに取り付けた。手術室から病室に帰室したとき、Aさんは意識消失していた。酸素マスクに取り付けたボンベを確認すると、液化炭酸ガスのボンベだった。

どうしてそうなった?

高濃度の二酸化炭素を吸入すると、急性二酸化炭素中毒を発症します。急性二酸化炭素中毒は、吸入する二酸化炭素濃度により、さまざまな症状が生じます。吸入する二酸化炭素濃度が10%以上では、数分以内に意識消失し、放置すれば呼吸停止を経て心停止に至ります(表1)。

表1 吸気中の二酸化炭素濃度と症状

吸気中のCO_2濃度	症状
1.0	呼吸数と1回換気量の増加
2.5	数時間の吸入で症状に変化なし
3.0	危険な影響はない、呼吸の深さが増す
4.0	粘膜に刺激、頭部圧迫感、血圧上昇、耳鳴り
6.0	呼吸数が著明に増加、皮膚血管の拡張、悪心
8.0	精神活動の乱れ、呼吸困難が著明
10.0	意識消失、呼吸困難
20.0	中枢の麻痺、死亡

どう切り抜ける?

1. 純酸素投与に切り替える

私たちの生体は、生きていくために必要なエネルギーを作り出すときに、二酸化炭素を常に作り出しています。作り出された二酸化炭素は、血液中に排出され血液循環により、右心房・右心室を経て肺に戻ります。排出された二酸化炭素は肺胞－毛細血管でガス交換を行っています。血管(静脈)の二酸化炭素分圧は平均45mmHgであり、肺胞内の二酸化炭素分圧は平均40mmHgのため、拡散により体外に排出されます。

しかし、純度99.5%以上の液化炭酸ガスを吸入することで、生理的な吸気の約3千倍も炭酸ガスを吸ってしまうと、呼気中に二酸化炭素を排出できないばかりか、肺胞から血液にたえず二酸化炭素が拡散してしまいます。そのため、純酸素投与への切り替えが必要です。

2. ABCDEアプローチと呼吸器のフィジカルアセスメント

患者Aさんが生命の危機的状態にあるか否かを迅速に観察するときには、ABCDEアプローチを用いるとよいでしょう。ABCDEを系統立てて観察することで、迅速かつ正確に観察でき、重篤な症状の見逃しなどを防ぐことができます。

また、急性二酸化炭素中毒では、呼吸状態を中心に異常を来します。まずは、呼吸の速さ・深さを瞬時に観察することが大切です。特に重篤な状態のときには、正確な呼吸数よりも、大まかな速い・普通・遅い「呼吸の速さ」、浅い・普通・深い「呼吸の深さ」を把握することが重要です。

さらに、呼吸困難を呈しているときには、まず発声を確認し、胸鎖乳突筋や斜角筋などの呼吸補助筋と胸骨窩を観察します。これらに異常が見られるときには、これから危険な状態に陥る可能性があるため、注意深く観察を継続する必要があります。

表2 ABCDEアプローチにおける観察項目

A：Airway（気道）	気道閉塞の有無、発声の有無・シーソー呼吸・陥没呼吸、吸気時の喘鳴（stridor）、顕著ないびき様呼吸
B：Breathing（呼吸）	呼吸回数、呼吸音、肺副雑音、胸郭の動き、異常呼吸・努力呼吸、SpO_2、頸静脈の怒張
C：Circulation（循環）	脈拍数、血圧、四肢冷感、蒼白、チアノーゼ、脈拍の緊張、CRT
D：Disability of CNS（中枢神経障害）	意識レベル：JCS・GCS、瞳孔所見、麻痺の有無、感覚障害、痺れ
E：Exposure and Environmental control（脱衣と外表・体温）	低体温、発熱・高体温、るい痩、肥満、変形、発疹、外見上の創傷

3. 気管挿管と人工呼吸管理の準備

高濃度の二酸化炭素には麻酔作用があり、呼吸中枢が抑制されるため呼吸抑制が起こります。また、高濃度の二酸化炭素がたえず送られてくるため、肺から取り込まれた二酸化炭素が血液に溶け込んでいきます。そのため、血液の緩衝作用が破綻して急激にアシデミア（酸血症）となります。アシデミアになると、脳や心臓をはじめとして各種臓器や細胞の機能異常から循環不全に陥ったり、致死的不整脈の発症や中枢神経障害に伴う昏睡、呼吸停止などに至る可能性があります。患者さんの観察を継続するとともに、医師への連絡や救急カートの準備を行い、迅速にACLSを行える体制を整える必要があります。

引用・参考文献

1. 高橋正好：二酸化炭素と人体．安全工学 1998；37（5）：352-357.
2. 佐藤暢，飯野守男：二酸化炭素中毒について．麻酔・集中治療とテクノロジー 2022；1：99-106.
3. 内藤裕史：二酸化炭素．中毒百科－事例・病態・治療－．南江堂，東京，1992：123.

018

人工呼吸器装着中の搬送途中に酸素ボンベが空になった！

誤使用

赤石 直毅

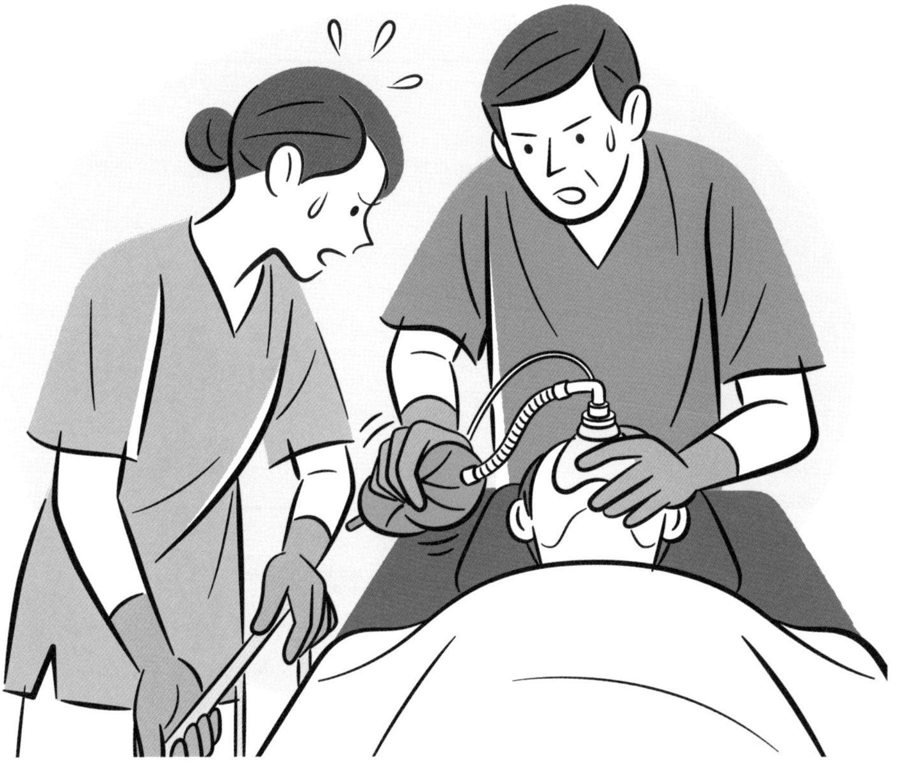

ピンチを切り抜ける鉄則

搬送途中に、「酸素ボンベがなくなった！」というようなことが起こらないようにするためには、「酸素ボンベの残量は？」「酸素投与量は？」「搬送や移乗にかかる時間は？」といった情報を集め、ボンベの使用可能時間を計算し、安全に患者さんの搬送が行えるための準備を事前にすることが必要です。

POINT

入院中の患者さんを、検査や手術、転棟などにより、搬送することは日常的に行われています。搬送中に起こりうるトラブルの１つに、酸素ボンベの残量がなくなり、患者さんに酸素投与ができなくなるということがあります。そのような事態を防ぐためには十分な準備が必要です。

起こった状況

症例

患者Aさん。手術翌日に挿管管理のままCT撮影のため、３階の病棟から１階のCT室へ搬送することになりました。受け持ち看護師は搬送の準備をして、医師がジャクソンリースを用いて搬送を行いました。CT撮影後、CT室から病棟へ搬送している途中、ジャクソンリースが膨らまなくなり、AさんのSpO_2が低下し始めました。看護師はどうしたらよいかわからず頭が真っ白になってしまいました。

どうしてそうなった?

酸素ボンベ残量の確認不足により、搬送に必要な酸素量が足りなくなってしまった状態です。人工呼吸器管理の患者さんの搬送中、酸素投与ができなくなるということは、患者さんが危機的状況に陥る危険性がとても高いということです。

どう切り抜ける?

1. 搬送前に酸素ボンベの残量を確認する

酸素ボンベは圧力計の表示から、使用可能時間を算出できます。搬送にかかる時間を考え、搬送中に酸素ボンベの残量が不足しないかどうか搬送前に確認します。

1)ボンベの種類

ボンベの種類と充填量・重量等を**表１**にまとめました。一般的に3.4L容器のボンベが使用されています。

表1 ボンベの種類

容積	充填量	重量	外形
3.4L	**500L**	**5kg**	**φ10cm×65cm**
10L	1500L	12kg	φ14cm×95cm
47L	7000L	53kg	φ23cm×140cm

2)酸素ボンベの充填量の計算方法

ボンベの充填量(L)＝ボンベの容積(L)×充填圧力(MPa)×10

ボンベ3.4L容器では、3.4L×14.7MPa×10＝499.8で、約500Lとなります。
フローメーターにはMPa表記とkgf/cm^2表記の２種類があります。

3)MPaとkgf/cm^2の違いは？

これらはともに圧力の単位です。1999年10月１日から、医療ガスの圧力単位がkgf/cm^2(キログラム毎平方センチメートル)から、国際単位系のPa(パスカル)に変更されました。圧力計にはMPa(メガパスカル)が使用されています(**図１**)。

図1 酸素ボンベのメーター

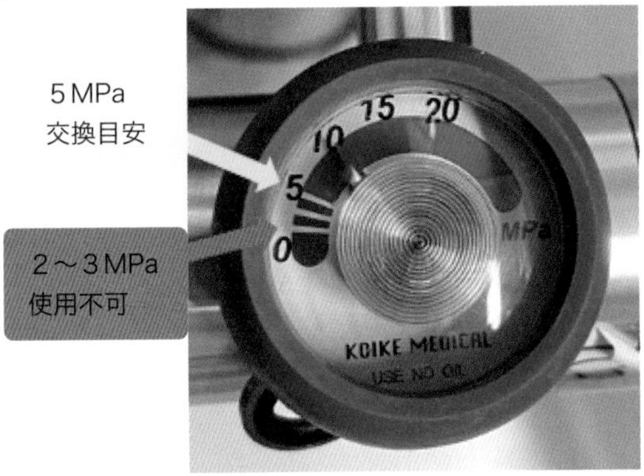

4）酸素ボンベの使用可能時間について

酸素ボンベの使用可能時間は、ボンベ内の充填残圧と使用する酸素流量により変わります。実際に使用する際には、ボンベを空にせず安全に使用できるように、「安全係数（８割）」を考慮し、使用可能時間を計算することが推奨されています。

5）ボンベの使用可能時間（分）の計算方法

①まず、ボンベにどれくらいの酸素が残っているか、使用可能量を計算します

・フローメーターがMPa表記の場合
ボンベの容積（L）×圧力計の指示値（MPa）×10×0.8（安全係数）＝使用可能量（L）

・フローメーターがkg/cm^2表記の場合
ボンベの容積（L）×圧力計の指示値（kg/cm^2）×0.8（安全係数）＝使用可能量（L）

②使用可能量を実際に使用する酸素投与量で割り、使用可能時間を計算します

使用可能量（L）÷使用投与量（L/分）＝使用可能時間（分）

（例）酸素ボンベの容積3.4L、ボンベ残量10MPa、使用投与量８L/分のときの使用可能時間は？
3.4L×10MPa×10×0.8（安全係数）÷８L/分＝34分

８L/分投与が必要なときは34分使用可能であることがわかりました。注意点として、搬送にかかる時間だけを概算するのではなく、移動先での移乗の時間など、酸素投与が必要な時間を考慮しておく必要があります。搬送して検査をして…と考えると、意外と時間がかかることがわかると思います。検査中も酸素ボンベを使用してしまうと、すぐに残量がなくなってしまうので、移動時のみ酸素ボンベを使用して、中央配管がある場所では中央配管から酸素供給を行います。

参考文献

1. 道又元裕：これならわかる！呼吸器の看護ケア．ナツメ社，東京，2021：57.
2. 日本医療ガス学会ホームページ：医療ガス研修会．https://www.medical-gas.gr.jp/files/MGTrainingVer2.ppt（2024/3/18アクセス）
3. 道又元裕：新 人工呼吸ケアのすべてがわかる本．照林社，東京，2014.

019

誤使用

結核疑いの患者さんの部屋にN95マスクでなく、サージカルマスクを装着して入室してしまった！

石田 恵充佳

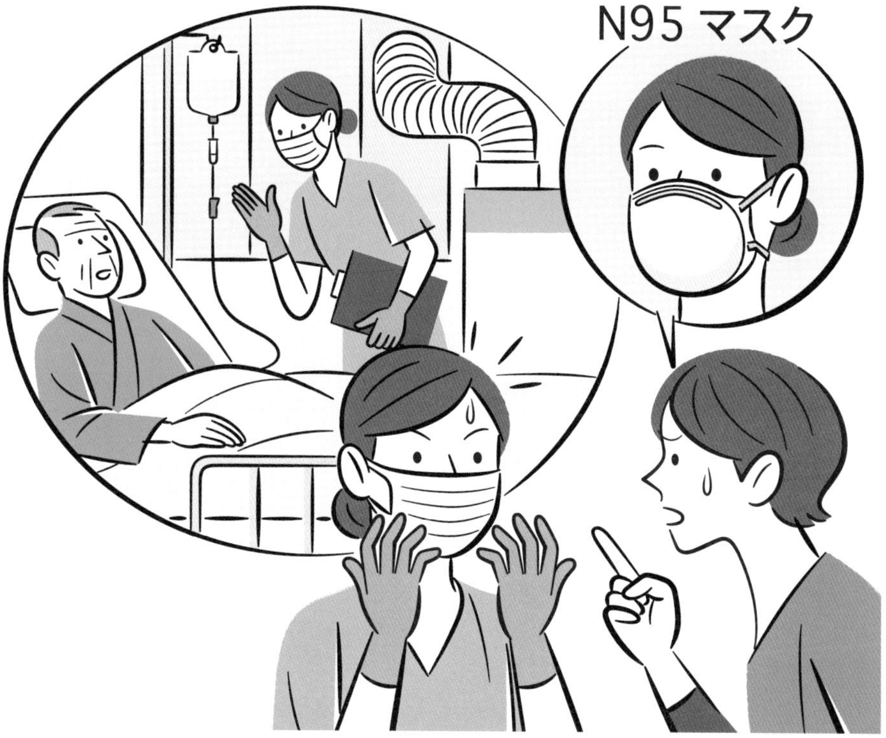

ピンチを切り抜ける鉄則

結核疑いの患者さんに、N95マスクを装着せずに対応したことで、「自分が感染したかもしれない」と不安になることは多いと思います。しかし、結核菌は未知の菌ではなく、治療法や予防法が確立しています。職員などへの接触者健診をはじめとする事後措置の要否、範囲、方法、時期の決定は、所轄の保健所と病院側との協議のもとで感染のリスクの大きさ等に応じて決められるため[1]、指示に従い行動しましょう。

POINT

結核は空気感染します。自身への感染や集団感染のリスク低減のためには適切な空気感染予防策を講じる必要があります。

起こった状況

症例

Aさん、80歳代、男性。糖尿病、慢性腎不全の既往があります。2週間以上持続する咳と発熱、食欲不振や体重減少を認めたため病院を受診されました。喀痰の結核菌検査の実施、胸部X線検査にて右肺上側の陰影から肺結核が疑われ、B病棟の陰圧の空調設備のある個室に入院となりました。

入院時に担当をした看護師Cは肺結核疑いとの情報から、院内の感染対策マニュアルに従いN95マスクを装着して対応していました。患者Aさんからナースコールがあり、担当看護師Cが他の患者さんの対応中であったため、看護師DがAさんの部屋を訪室し対応しました。対応を終えて退出したところ、看護師Cから「Aさん、結核疑い！」と言われ、看護師Dは肺結核疑いの患者さんにサージカルマスクで対応したことに気づきました。

どうしてそうなった?

肺結核疑いの患者さんに必要な感染対策を知らなかった可能性も考えられます。さらに、入院患者情報が医療従事者間で共有されていなかったこと、病室前に入室している患者さんに必要な感染対策の表示がされていなかったことも要因と考えられます。

どう切り抜ける?

1. 結核による感染と発病を理解する

結核は結核菌による感染症で、結核菌を吸い込むことで感染する肺結核と、血液やリンパ液の流れに沿って全身の臓器まで広がり、肺以外の臓器に病巣が形成される肺外結核があります。結核菌の潜伏期間は、一般的に半年から2年です。結核菌を吸入し肺に定着した（感染）としても、すぐに発病するわけではありません。また、感染した人が実際に発病するのは健常成人において感染後10年間に5～10%程度といわれており[2]、患者さんの排菌量や患者さんに接した時間（曝露時間）などにより感染リスクは異なるため、必要な感染防護具を使用せずに結核疑いの患者さんと濃厚接触した場合は、院内の感染制御部などの指示に従い行動しましょう。

2. 結核（疑いも含む）の感染経路を理解する

集団感染を起こさないためには、結核の感染経路を理解し、医療従事者自身の身を守るためにも適切な感染対策を講じることが重要となります。

肺結核の感染経路は、空気感染（飛沫核感染）です。肺外結核は、通常、飛沫核として空気中に排菌することがないため感染源とはなりませんが、菌を含む体液が飛沫状に飛び散った場合には感染源となります[3]。このことから、結核菌の感染経路を理解し対応することが結核の集団感染リスクを含む結核菌への曝露リスク低減のために重要となります。

3. 肺結核患者への感染対策を理解する

結核疑いの患者対応時は、患者さんを換気と陰圧維持が可能な個室へ隔離し、N95マスクなど呼吸器防護具の着用が必要です。さらに、患者さんの咳嗽による結核菌の飛沫予防のために、患者さんにはサージカルマスクを着用します。このように、N95マスクとサージカルマスクの使用目的は大きく異なることを理解し、防護具を選択します。

まず、N95マスクは、顔面に密着するように設計され、直径5μm以下の飛沫核に付着した病原体を捕集できることから、微生物を含む外気からマスクを着用する人を守るために使用します。一方、サージカルマスクは、着用者から排出される微生物などの大気中への拡散を抑制することや、血液や体液などの分泌物の飛散時の物理的なバリア目的で使用します[4]。

4. 個人防護具は適切に着用する

N95マスクはただ装着するだけでなく、着用者の顔面にフィットするマスク選択、適切な着用方法を習得することが必要です。さらに、N95マスクの適切な装着のために、定期的なフィットテスト(**図1**)や着用のたびにユーザーシールチェックが重要となります(**図2**)。

図1 N95マスクの適切な装着のためのフィットテストの方法

フィットテスト：定期的に実施

フィットテストの目的

自分の顔にフィットするN95マスクを確認し、正しい装着方法を習得する

フィットテストを行うタイミング

・N95マスクを導入したとき
・入職したとき
・体重の増減などで顔の容貌に変化があったとき
・リスクの高い病棟に配属になったとき

フィットテストの種類

定性フィットテスト

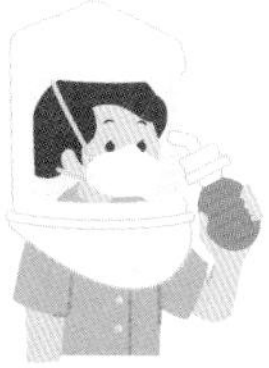

味のあるエアロゾルをフード内で噴霧し、N95マスクを着用した状態で味を感じれば、漏れが生じていることが明らかになるテスト

定量フィットテスト

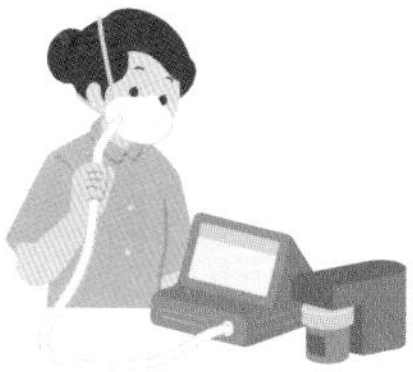

N95マスクの外側と内側の粒子の割合を測定し、漏れ率を定量的に示すテスト

スリーエム ジャパン株式会社ホームページを参考に作成

図2 シールチェックの方法

ユーザーシールチェック：日常的に実施
ユーザーシールチェックの目的
N95マスクを着用の度に、毎回きちんとフィットしているか確認する
フィットテストの手順
漏れがなくなるまで下記の手順を繰り返す

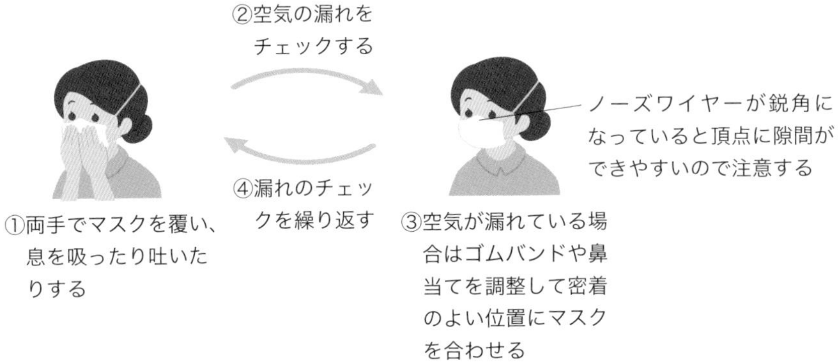

スリーエム ジャパン株式会社ホームページを参考に作成

引用・参考文献

1. 厚生労働省インフルエンザ等新興再興感染症研究事業「結核の革新的な診断・治療及び対策の強化に関する研究」研究代表者 加藤誠也：結核院内（施設内）感染対策の手引き平成26年版.
2. 東京都感染症情報センター：結核.
3. 日本感染症学会：インバウンド感染症への対応. 感染症クイック・リファレンス：結核
4. 職業感染制御研究会：感染予防のための個人防護具（PPE）の基礎知識2022年版. 2022：56-66.

020

CPR中に気管挿管をしたが、SpO_2が上がってこない！

誤操作　食道への誤挿入が疑われる！

赤石 直毅

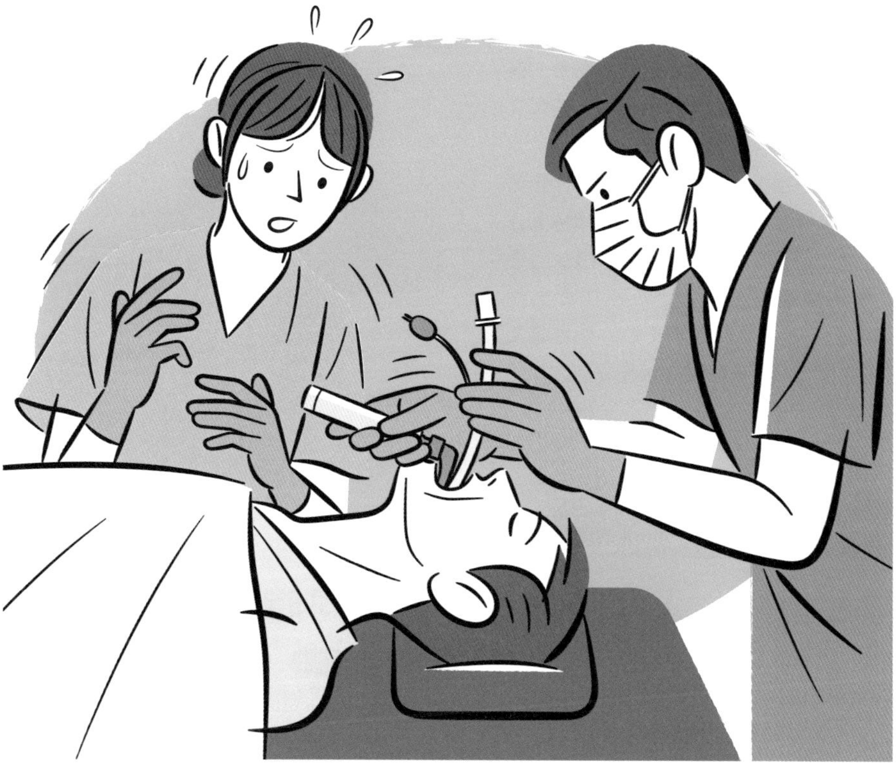

ピンチを切り抜ける鉄則

CPR中の気管挿管において食道挿管を見逃すことは致命的であり、確実な確認が必要です。気管挿管後には身体所見を聴診・視診で確実に行うこと、そして少しでも食道挿管の可能性がある場合には直ちに気管チューブの抜去をしましょう。複数の検査法を用いて気管挿管を確認する必要があります。

POINT

CPR中は普段と異なる心理状況・環境であり、その中で気管挿管を行うため食道挿管のリスクが高くなります。そして、食道挿管を見逃すことで致命的な状況を招いてしまいます。気管挿管時にはカプノメータの使用を推奨していますが、カプノメータがない場合に食道挿管を見逃さずに確実に観察を行う方法を覚えておく必要があります。

起こった状況

症例

患者Aさんは、入院中にCPRとなり蘇生をしています。看護師が挿管時に使用する物品の準備を行い、医師が挿管チューブを挿入、徒手換気を継続していますが、SpO_2は上昇しません。さらに腹部が膨隆してきました。挿管介助についていた看護師は、何をしたらよいか悩んでしまいました。

どうしてそうなった?

CPR中に気管挿管を行う場合、胸骨圧迫時間の中断時間は可能な限り短くするべきであり、落ち着いた状況ではありません。さらに、確実なスニッフィング・ポジション(sniffing position)が取りにくく、声門が目視しにくい状況です。気管と食道は平行に走行しており、平時でも誤挿入される可能性が高いと言われています(**図1**)。食道挿管では、換気が確立されないことから当然SpO_2改善はなく、この状態が続くと、死亡または低酸素性障害につながる危険な状態です。

図1 気管挿管時の状態

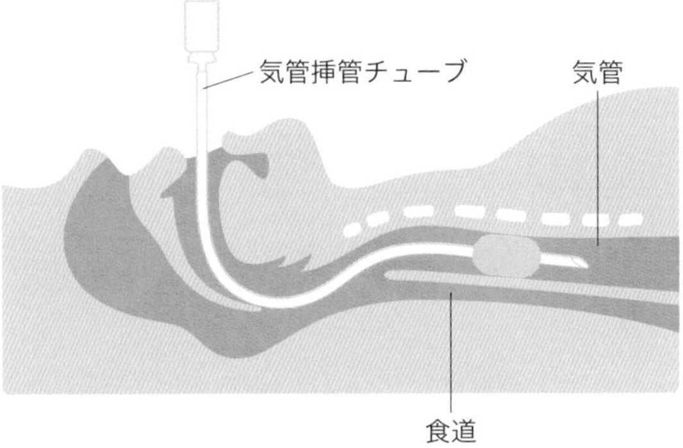

どう切り抜ける?

1. 聴診と視診により胸郭の動きを同時に確認する

気管挿管後、直ちに、①心窩部(胃部)→②左前胸部→③右前胸部→④右側胸部→⑤左側胸部の順に聴診をしながら(**図2**)、視診により胸郭の動きを観察します。

図2 5点聴診の仕方

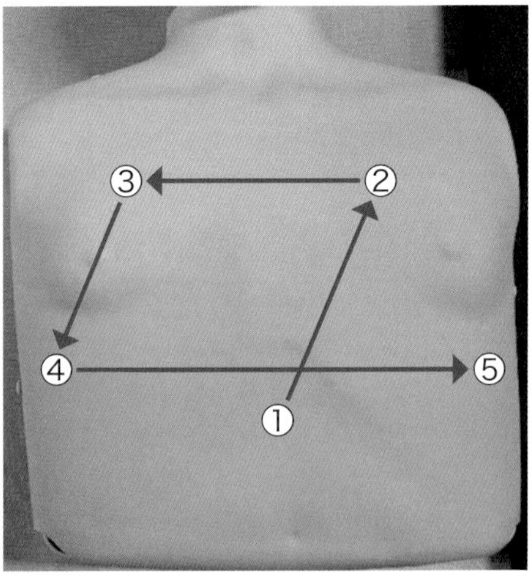

①心窩部(胃部):徒手加圧換気時に、ゴボゴボという音(胃泡音)がした場合は、食道挿管を疑い直ちに挿管チューブを抜去してマスクによる徒手加圧換気に切り替えます。

②左前胸部　③右前胸部:気管挿管の際は、気管支の角度が右のほうが緩いので右側に入りやすくなります(片肺挿管)。そのため、聴診は左前胸部から行います。左前胸部で聴診ができない・呼吸音に左右差がある・胸郭の動きが対称的ではない場合は、片肺挿管を疑います。

④右側胸部　⑤左側胸部:聴診と胸郭が上下に動いているかを確認します。食道挿管であっても、徒手加圧換気を続けることで胃に空気が入り胸郭が動き、気管挿管時と同じように胸郭が動くことがあります。食道挿管では換気が確立されないため、SpO_2モニタの数値の変化も確認をしましょう。

最後にもう一度、①心窩部を聴診します。

2. 気管チューブのくもりの有無

正しく気管内にチューブが挿入された場合は、呼気の水蒸気で気管チューブ内がくもり、呼吸に合わせてそれが動きます。しかし、胃内のガス貯留時間が長ければ、胃から食道・気管チューブ内に出されたガスにより気管チューブがくもる可能性があります。気管チューブのくもりだけで、気管挿管であると判断することは決してしないということを覚えておきましょう。

3. 呼気CO_2モニタの使用

波形表示のある呼気CO_2モニタを用いることは、食道挿管の判断において強く推奨されています[3]。また、波形表示のある呼気CO_2モニタだけではなく、波形表示のないCO_2モニタや比色式CO_2検出器、食道挿管検知器(EDD)、気管超音波検査などでの判断も推奨されています(**図3**)。しかし、食道挿管であっても呼気CO_2が検出されることがあります。継続したモニタリングによる波形の変化や6回以上の換気により確実な評価ができるとされています。

複数の検査法を用いて気管挿管を確認する必要があり、各施設での設備の確認をしておくとよいでしょう。

図3 **呼気CO_2モニタ**

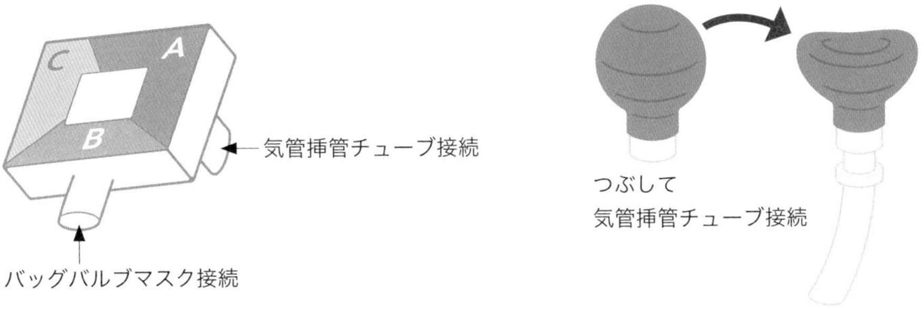

参考・引用文献

1. 坂本すが，山元友子：ビジュアル臨床看護技術ガイド．照林社，東京，2008：182-194.
2. 車武丸：片肺挿管・食道挿管．あした担当する患者に備える！術中・術後合併症実践マスター，OPE NURSING 2023年春季増刊．メディカ出版，大阪：116-121.
3. JRC日本蘇生協議会：JRC蘇生ガイドライン．医学書院，東京，2021：61-62.

021

体位調整したら気管（挿管）チューブが抜けてしまった！

誤操作

金 姫静

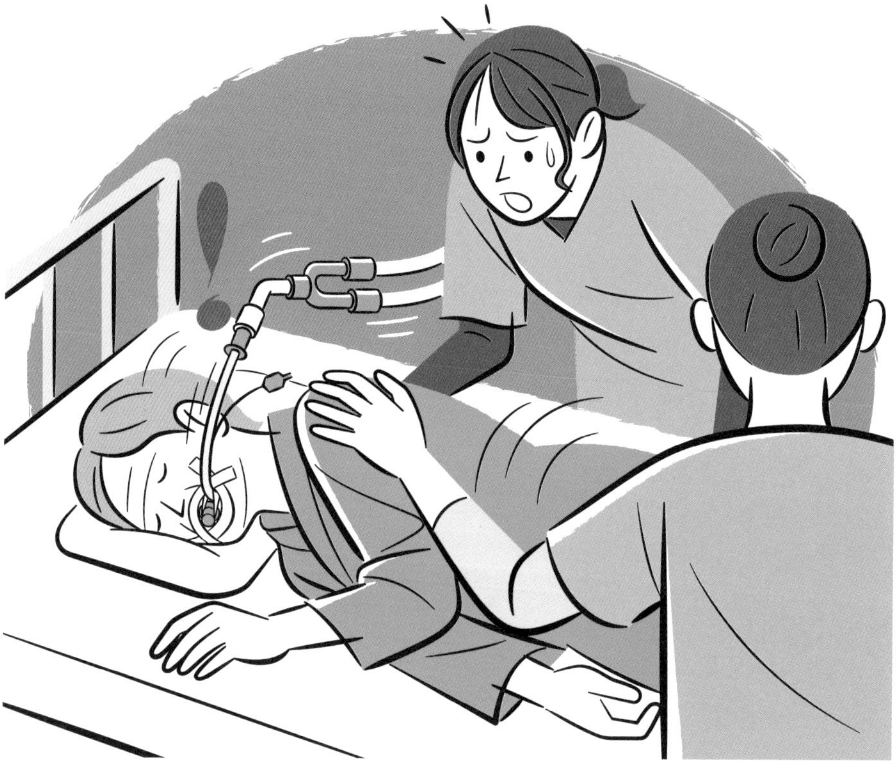

ピンチを切り抜ける鉄則

気管チューブの誤抜去は、固定方法や人工呼吸器回路の重さに伴うものがあります。体位変換の際は、直接口元の気管チューブを保持し、体位を調整する場合は声かけを行いながら実施するなど、役割分担や声かけをすることで回避できることもあります。

POINT

気管チューブの固定テープのずれがない場合も、口腔でたわみ抜去している可能性があります。気管チューブ誤抜去の場合は、時間の経過とともに呼吸状態が悪化する可能性があるため、迅速な対応が必要です。

起こった状況

症例

70歳代、女性、脳疾患による意識障害があり人工呼吸器管理中。看護師2人で患者さんの体位調整を行うため、気管チューブと点滴ルートを見ながら側臥位にしたところ、頭側にある人工呼吸器の回路にテンションがかかり気管チューブが引っ張られてしまいました。気管チューブの固定テープのずれはありませんが…。

どうしてそうなった?

人工呼吸器の回路の重みで気管チューブが引っ張られ、気道のトラブルが生じた可能性があります。気管チューブの誤抜去は、カフが膨らんだまま声帯や気道粘膜を損傷することや上気道浮腫のリスクがあります。気管チューブ抜去により気道閉塞の状態が続くと、酸素化不良から生命が危険な状況になる可能性があるため注意が必要です。

どう切り抜ける?

1. 気道トラブルを疑う症状を確認する

図1 換気時の胸郭挙上

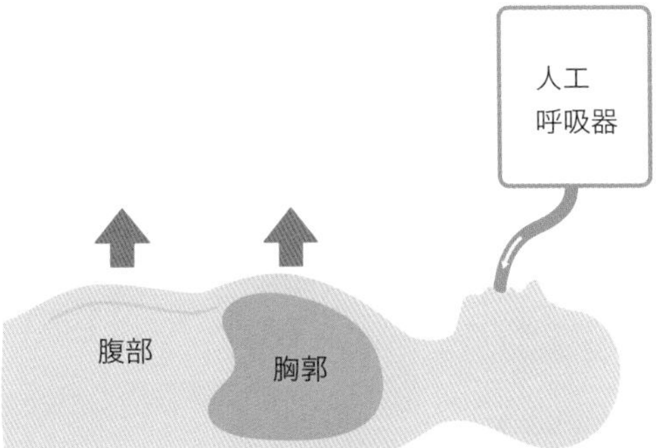

気管チューブの誤抜去が予想される場合、呼吸状態の観察を行います。人工呼吸器の換気により胸郭が挙上するか(**図1**)、左右差がないか、聴診では呼吸音の異常音や左右差がないか観察します。肺雑音がある場合は気管内吸引します。呼気性喘鳴(笛のような高い音)や嗄声が聴取できる場合は上気道浮腫のリスクがあり、緊急度が高いと判断します。

SpO_2(酸素飽和度)が低下した場合、SpO_2が90%になると呼吸不全の定義であるPaO_2(動脈血酸素分圧)60Torrとなります。これは組織への酸素供給量が低下していることを指すため、人工呼吸の吸入酸素濃度を増量し、酸素化が改善するかどうかを確認する必要があります。

次に、患者さんのバイタルサインや全身状態の把握を行います。頻脈の場合は呼吸を代償している可能性があり、ショック徴候がないか注意する必要があります。鎮静レベルの程度や精神状態の変化がないか、チアノーゼや四肢冷感の有無も確認し、ショック徴候がある場合は緊急度が高いと判断します。

2. 気道トラブルの原因

気管チューブの口角の固定テープの位置(女性20～22cm、男性22～24cm)がずれていない場合でも、口腔で気管チューブがたわんでいる場合(**図2**)があります。

カフリーク(声漏れ)がある場合はカフ圧の異常がないか確認し、カフ圧が低下している場合は、20～25cmH_2Oに調整します。カフ圧を追加してもゴロゴロと音がしてカフリークが持続する場合は、気管チューブの移動によりカフが声門から脱出していると考えられるため、再挿管や気管チューブを適切な位置に調整する必要があります(**図3**)。

図2 気管チューブのたわみと脱出

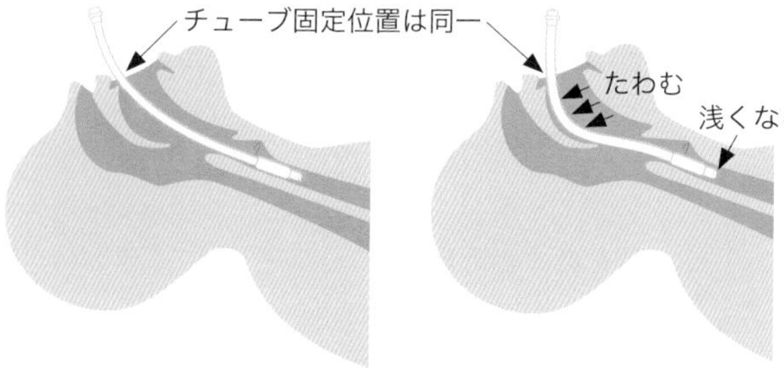

図3 気管チューブカフの声門からの脱出

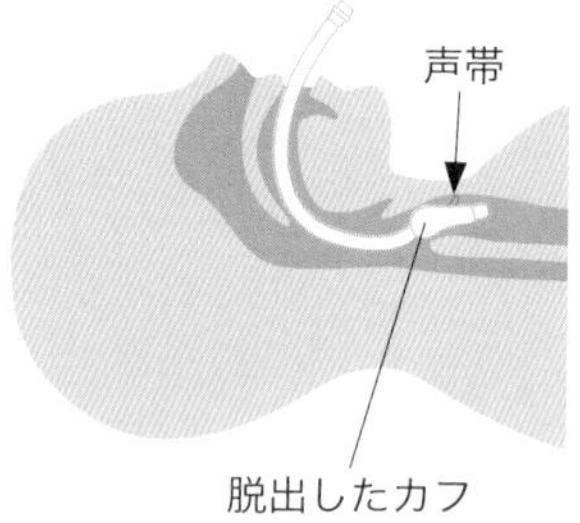

3. 気道トラブルの対応

気道トラブルにより危機的状況と判断される場合は、速やかに応援を要請し、救急カートとバッグバルブマスク(BVM)を準備します。気管チューブにBVMを接続し、換気ごとに胸郭の挙上があるか、SpO_2が上昇するか確認します。医師が到着後は気道トラブルの経緯を報告し、再挿管も考慮し準備を行います。気管チューブの位置を把握するため胸部X線撮影を行い、適切な位置にあるか(気管分岐部より3～4cm上)確認します(図4)。気管チューブの位置のずれがある場合は、位置調整を行います。

図4 胸部X線

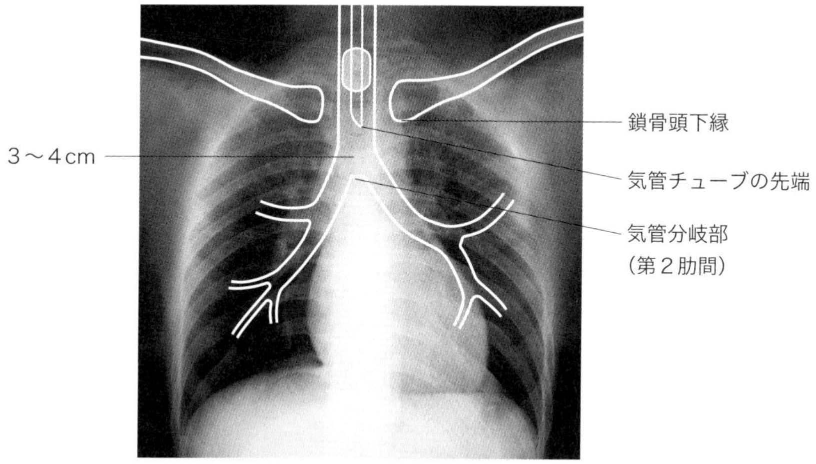

再挿管が必要と医師が判断する場合は、再挿管に必要な物品を用意します。上気道浮腫によって同じサイズの気管チューブが入らない場合に備え、それよりも1段階細いサイズの気管チューブも用意します。

参考文献

1. 讃井將満：人工呼吸管理に強くなる．羊土社，東京，2013：170-176．
2. 山勢博彰：クリティカルケア アドバンス看護実践．南江堂，東京，2013：8-17．

022

高流量酸素療法中（ハイフローセラピー）の患者さんのSpO_2が低下したため酸素流量を上げたが改善しない

誤操作

山川 貴史

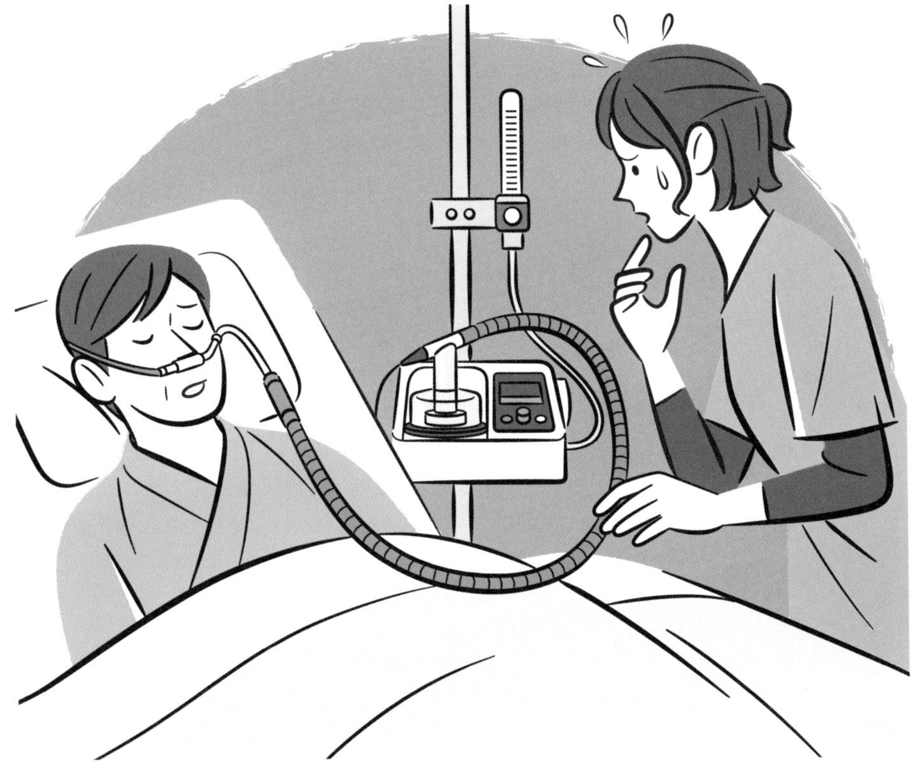

ピンチを切り抜ける鉄則

高流量酸素療法は適切な流量設定にすることでその効果が期待できます。SpO_2が上がらない場合は、まずは患者さんの状態を確認すると同時に、ハイフローセラピーの流量が患者さんに適しているのか、機器が適切に接続されているのかを確認することが重要です。チェックリストを活用することもお勧めです。

POINT

高流量酸素療法（ハイフローセラピー）は、患者さんの吸気よりも高い流量で設定しなければ、酸素濃度を上げても呼吸仕事量の軽減、解剖学的死腔の洗い出し、加温・加湿効果やPEEP（呼気終末陽圧）効果といった高流量酸素療法の効果が得られません。患者さんの体型に合った適切な流量に設定することが重要です。

起こった状況

症例

患者Aさん、男性。身長170cm、呼吸困難を主訴に来院し、X線検査で両肺野の浸潤影が認められたため、肺炎の診断で入院となりました。高流量酸素療法(ハイフローセラピー)が開始され、流量は20L/分、酸素濃度は30%で設定されています。ハイフローセラピー導入後もSpO_2は90%前後と低く、酸素濃度を60%に上げましたが、SpO_2は改善しませんでした。

どうしてそうなった?

Aさんの予測体重は66kgです。Aさんが息を吸うとき、1秒で660mL吸うと仮定するとハイフローセラピーの流量は約40L/分必要となります。現在の流量は20L/分ですので明らかに流量が足りていません。不適切な設定のため、ハイフローセラピーの効果が得られていないと考えられます。

どう切り抜ける?

1. まずは患者さんの状態を確認する(低酸素血症の原因を考える)

Aさんは肺炎で入院しています。低酸素血症の原因がシャントであった場合、酸素濃度を上げてもSpO_2は改善しません(**図1**)。また、ハイフローセラピーは患者さんの口が常に開いた状態だと、口が閉じた状態と比較してPEEP効果が下がります。体位の調整やドレナージ、排痰促進を試み、それでも改善が見られない場合は、速やかに医師に報告し、人工呼吸器管理を検討する必要があります。

図1 低酸素血症の鑑別[1]

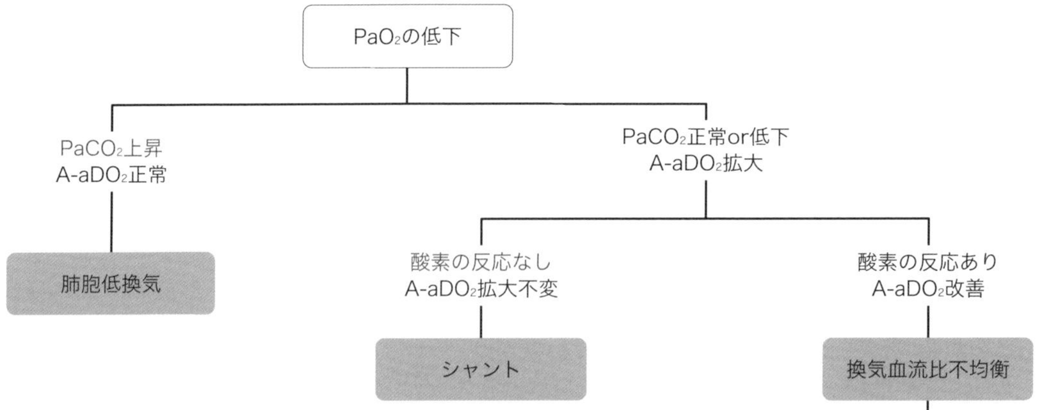

PaO_2：動脈血酸素分圧
$PaCO_2$：動脈血二酸化炭素分圧
$A\text{-}aDO_2$：肺胞気動脈血酸素分圧較差

平岡栄治，則末泰博，藤谷茂樹：重症患者管理マニュアル．メディカル・サイエンス・インターナショナル，東京，2018：256．を参考に作成

2. ハイフローセラピーの回路に異常がないか、適切な設定であるかを確認する

ハイフローセラピー（**図2**）は100％の酸素を最大で約60L/分まで供給することができ、主な利点は「設定した酸素濃度を正確に投与できる」「解剖学的死腔の洗い出し（ウォッシュアウト）」「PEEP効果」「加温加湿効果」です[2]。

利点を生かすためには、患者さんが吸う空気の量よりも高い流量に設定する必要があります。患者さんの身長から予測体重を計算し、概算の流量を求めることができます（**図3**）。

ハイフローセラピーは電源と酸素配管（機種によっては空気配管も）が必要です。これらが適切に接続されているのか、回路に破損がないか、患者さんのネーザルカニューラが外れていないのかを確認することも重要です。

図2 ハイフローセラピーの構造

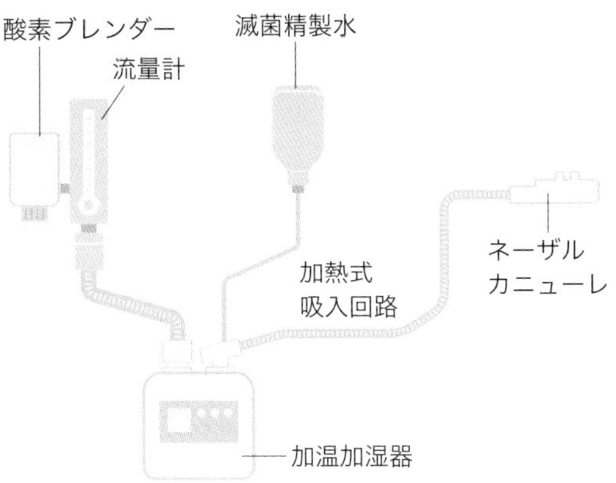

図3 流量設定の考え方

予測体重の計算式

男性：50＋0.91×（身長cm－152.4）
女性：45.5＋0.91×（身長cm－152.4）

患者Aさんの予測体重
66kg

1秒で660mL吸う
（1回換気量1kg×10mL）

→ このペースで1分間 →

660mL×60秒
1分あたり39.6L

引用・参考文献

1. 平岡栄治，則末泰博，藤谷茂樹：重症患者管理マニュアル．メディカル・サイエンス・インターナショナル，東京，2018：256.
2. Nishimura M：High-flow nasal cannula oxygen therapy in adults：physiological benefits, indication, clinical benefits, and adverse effects. Respir Care 2016；61：529-541.

023

膀胱留置カテーテル（ラテックス製品）を挿入したら、呼吸困難が出現した！

誤操作

金 姫静

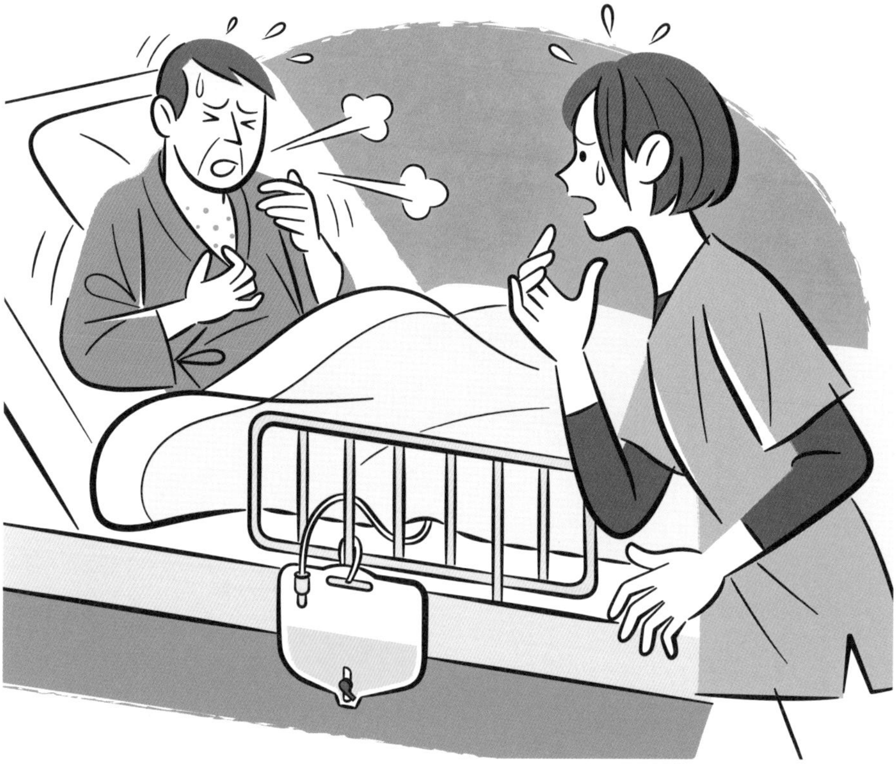

ピンチを切り抜ける鉄則

植物性食品のアレルギーのある患者さんは、医療現場で使用するラテックス製品により、ラテックスアレルギーを発症する可能性があります。日頃から、アレルギー情報を確認する行動を習慣づけ、急なアレルギー反応が出現した際に慌てないように対応しましょう。

POINT

ラテックス製品によってアレルギー反応が起こることがあります。突然の呼吸困難や全身の症状の出現がラテックス製品によるアレルギー反応かどうかを判断し、すばやく対応できるかが重要です。

起こった状況

症例

60歳代、男性、脚立から転落し、左大腿骨骨折と診断され手術目的で入院となりました。入院後、術前準備のため看護師が膀胱留置カテーテルを挿入すると、皮膚の掻痒感、咳と呼吸困難を訴えました。急な症状に驚き、他の看護師に応援を要請しました。問診票に“桃アレルギー”と記載されていましたが、入院時の申し送りはなく、確認していない状況でした。

どうしてそうなった?

ラテックス製品に接触してから数分以内に始まり、蕁麻疹、喘息発作などさまざま症状が出現するラテックスアレルギーが生じていると考えられます。また、皮膚症状、咳や息苦しさなどの呼吸器症状があり(**図1**)、複数の臓器に同時に、あるいは急激に出現しているアナフィラキシーの状態です。血圧低下や意識障害を伴う場合はアナフィラキシーショックといい、迅速に治療しないと生命にかかわる危機的な状態になります。

図1 皮膚症状、呼吸器症状

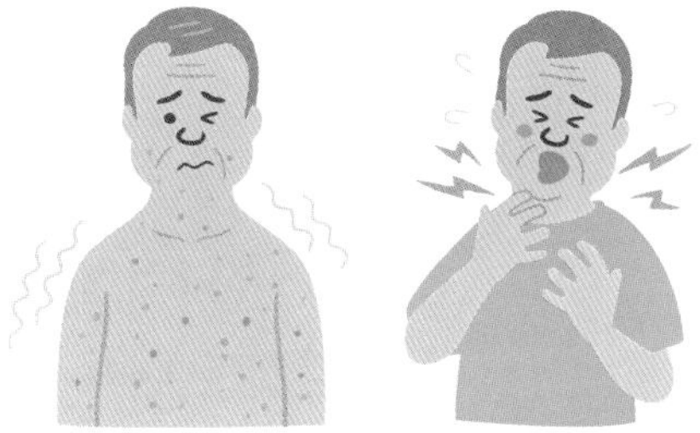

どう切り抜ける?

1. アナフィラキシーを疑う症状を確認する

会話が困難、喘息や嗄声など気道の狭窄を疑う症状がある場合は、アナフィラキシーによる気道閉塞の可能性があるため、緊急度は高いと判断します。救急カートや気道確保の準備をすすめ、必要に応じて一次救命処置を行います。

この患者さんは呼吸困難を訴えていますが、会話は可能で気道は確保できています。チアノーゼはなく、喘息、嗄声やSpO_2低下など気道の狭窄を疑う症状はありません。徐々に元気がなくなる意識変化がある場合は、呼吸や脈拍が遅くないか、皮膚の色が赤くないか確認します。また、皮膚症状(全身に及ぶ発疹、痒みや紅潮)、粘膜症状(唇や舌などの腫れ)など全身状態の変化がないか観察します。

アナフィラキシーの重症度は“グレード2”(**表1**)の中等度ですが、皮膚の症状と急激な呼吸困難を自覚しており、血圧低下や意識障害などアナフィラキシーショックの出現や重症化しないか継続観察します。

2. 原因検索を行う

この患者さんのアレルギー情報を確認すると“桃アレルギー”であることがわかりました。バナナ・アボカド・キウイ・栗・桃などの植物性食品(ラテックスと類似する蛋白質を有する食品)によるアレルギー反応を経験した患者さんは、ラテックスアレルギーを引き起こす可能性があり、注意が必要です。

3. アナフィラキシーの治療を行う

医師にラテックスアレルギーの可能性を報告し、ラテックス製品を代替品と交換または抜去します。アナフィラキシーの治療は、各器官の重症度に応じて行われます。蕁麻疹に対して抗アレルギー薬の投与、咳症状

表1　アナフィラキシーの重症度分類

		グレード1（軽症）	グレード2（中等度）	グレード3（重症）
皮膚・粘膜症状	紅斑・蕁麻疹・膨疹	部分的	全身性	←
	瘙痒	軽い瘙痒(自制内)	瘙痒(自制外)	←
	口唇、眼瞼腫脹	部分的	顔全体の腫れ	←
消化器症状	口腔内、咽頭違和感	口、のどのかゆみ、違和感	咽頭痛	←
	腹痛	弱い腹痛	強い腹痛(自制内)	持続する強い腹痛(自制外)
	嘔吐・下痢	嘔気、単回の嘔吐・下痢		繰り返す嘔吐・便失禁
呼吸器症状	咳嗽、鼻汁、鼻閉、くしゃみ	間欠的な咳嗽、鼻汁、鼻閉、くしゃみ	断続的な咳嗽	持続する強い咳き込み、犬吠様咳嗽
	喘鳴、呼吸困難	—	聴診上の喘鳴、軽い息苦しさ	明らかな喘鳴、呼吸困難、チアノーゼ、呼吸停止、SPO_2≦92%、締め付けられる感覚、嗄声、嚥下困難
循環器症状	頻脈、血圧	—	頻脈(＋15回/分)血圧軽度低下[＊1]、蒼白	不整脈、血圧低下[＊2]、重度徐脈、心停止
神経症状	意識状態	元気がない	眠気、軽度頭痛、恐怖感	ぐったり、不穏失禁、意識消失

＊1　血圧軽度低下：1歳未満＜80mmHg，1～10歳＜〔80＋(2×年齢)mmHg，11歳～成人＜100mmHg〕
＊2　血圧低下：1歳未満＜70mmHg，1～10歳＜〔70＋(2×年齢)mmHg，11歳～成人＜90mmHg〕
日本アレルギー学会：アナフィラキシーガイドライン2022：18．より引用

に対して気管支拡張薬の吸入などにより、ある程度は軽減させることが可能です。呼吸器症状や血圧低下などのアナフィラキシーショックに対しては、アドレナリン投与も含めた初期対応が効果的です。アドレナリンは、上気道の浮腫や気管支攣縮を軽減させ、低血圧に対する効果があります。医師の指示の際は、アドレナリン0.3mgを大腿部に筋肉注射します。

アナフィラキシーは、一度治まった症状が数時間後に再発する場合があります。ラテックスアレルギーの予防はアレルゲンとの接触を避けることです。ラテックスアレルギーのハイリスク患者であることを医療チームで共有し、ラテックス製品(**表2**)を除去し、安全に治療や入院生活を送れるように環境調整します。

表2　医療現場で使用するラテックス製品

天然ゴム製手袋、駆血帯、止血帯、絆創膏、蘇生用のマスク・バッグ回路、カテーテル類、ドレーン類、血圧測定用のカフ、聴診器、経口・経鼻の吸引管、超音波検査機器のプローブカバー、シリンジ、電極パッド、天然ゴム製のエプロン、輪ゴムなど

引用文献

1.　日本アレルギー学会：アナフィラキシーガイドライン2022：18．https://www.jsaweb.jp/uploads/files/Web_AnaGL_2023_0301.pdf(2024/3/18アクセス)

参考文献

1.　日本ラテックスアレルギー研究会編：ラテックスアレルギー安全対策ガイドライン2018.
2.　日本アレルギー学会：アナフィラキシーガイドライン2022.

024

ストーマ装具を交換したばかりなのに、漏れが発生した！

誤操作

帯刀 朋代

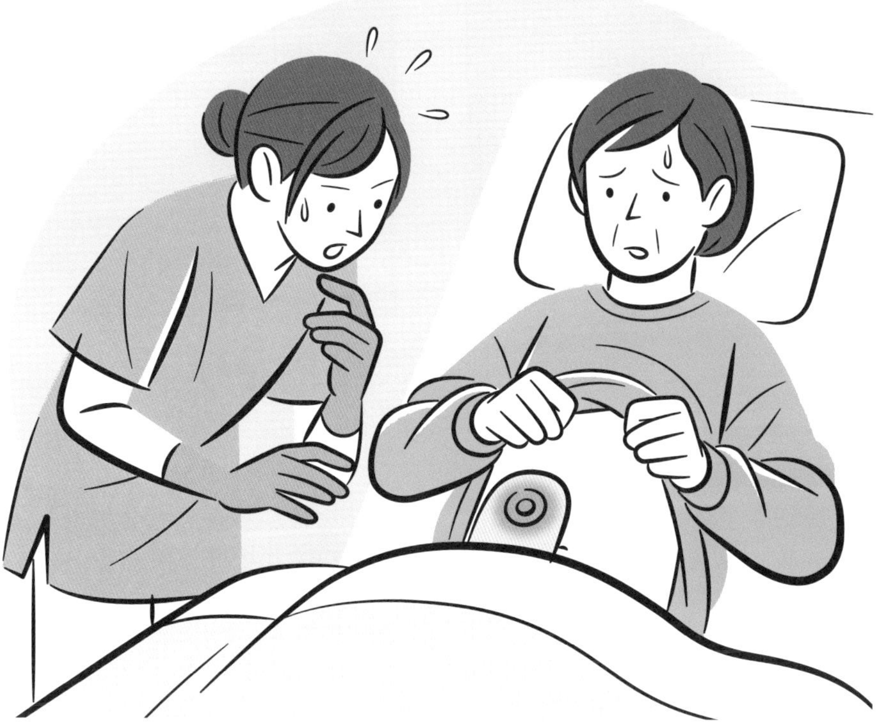

ピンチを切り抜ける鉄則

ストーマ装具を交換したばかりなのに、漏れが発生したときに一番初めに行うことは、まず自分の心を整えることです。焦りや、イライラした気持ちでは、普段見落とすことがないことでも見落として、失敗につながることがあります。何より、失敗したときの看護師の対応はそのまま患者さんのストーマに対する印象となります。そして、次に漏れないようにするために、剥がした面板をよく観察するとともに、スキンケア方法も確認しましょう。

POINT

ストーマ造設を受けた患者さんは、手術侵襲からの回復に加えて、排泄方法の変容を余儀なくされ、精神・心理的支援のニーズも高まっていることが少なくありません。ストーマ装具からの排泄物の漏れは、さらなる危機をもたらす経験となりうることから、看護師は漏れた原因を突き止めて速やかに対応を行うことが重要です。

起こった状況

症例

　患者Aさんは、６日前に直腸がんに対する超低位前方切除術＋一時的人工肛門（小腸）造設術を受けました。翌日の日勤帯で装具交換を予定していましたが、消灯前の21時30分に装具の漏れがありました（図１）。ダンサック社のノバ１ イレオストミーを使用していましたが、耐久性を強化するためにダンサック社ノバ１ イレオストミー X5に変更して貼付しました。しかし、23時にはまた漏れてしまいました（図２）。

図1 漏れがあった装具

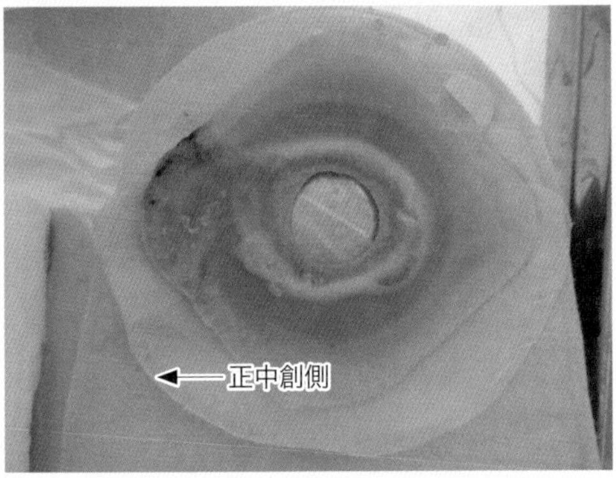

図2 装具を変更したが再び漏れた

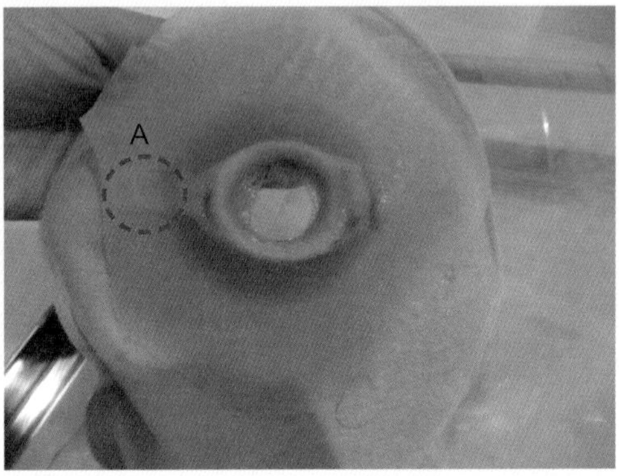

どうしてそうなった?

　21時30分に装具から漏れが発生した際に、ストーマ近接部のくぼみを考慮して装具変更を行ったことは適切な対応でした。しかし、消灯直前で他の患者さんの眠前薬の与薬などで忙しい時間の中で装具交換をしなければなりませんでした。そのため、患者さんには臥床のまま装具を剥がし、ストーマ周囲の皮膚の清浄をしながら待っていただきました。そのとき患者さんは、皮膚の清浄剤でスキンケアを行うところ、間違えて皮膚の撥水剤を使用してしまいました。その後、担当看護師が消灯前の一通りのケアが終了したので、装具交換に入りました。その貼付の際、正中創側のくぼみに向かって排泄物がわずかに流れ込みましたが、看護師は気がつかずに貼付を完了しました。これらの結果、皮膚保護剤がうまく貼付されずに１時間半後に漏れることになりました。

どう切り抜ける?

1. まずは、落ち着いて装具交換を行うように気持ちを整える

　夜勤中にストーマ装具が漏れることは外科系ナースの“あるある”ではないでしょうか。予定していなかった処置が、忙しいあるいは休憩の直前などの時間に当たると、ついつい心を穏やかに保つのが難しくなることもあります。焦っていたり、イライラしたりとそんなときこそ、ていねいなケアができず、皮膚清浄剤と撥水剤を間違えていることを見落としたり、皮膚の近接部が濡れていることを見落としたりしてしまいます。

また、患者さん自身にも、忙しい看護師に本来必要ではなかった処置をお願する、それが排泄の処理であれば情けない気持ちや悲しい気持ちを持たせてしまうことにもなります。これからベッドサイドで大事なケアを行う看護師として自分自身が焦っていないか、イライラしていないかを患者さんのベッドサイドに立つ前に確認し、その気持ちのままケアしてもいいかどうか確認することが重要です。

2. 腹壁やストーマ近接部が漏れの原因となっているのかを剥がした面板からアセスメントする

図2を改めてよく見ると、正中創の方向に皮膚保護剤がうっすらと吸水変化を起こしているのが確認できます(図中Aの部分)。これは、まさに濡れている皮膚に面板を貼付した際に、その部分が皮膚に粘着せずに漏れにつながった証拠です。一度漏れてしまった装具を貼り直しすることはできないため、新しい装具の貼り直しが必要です。漏れた原因は面板が教えてくれますから、いつも面板をよく観察することが必要です。今回は、面板をよく見ると皮膚がきちんと乾燥していなかったことに気づくことができました。

3. 漏れが腹壁やストーマ近接部以外にないかをアセスメントする

今回のケースでは、皮膚清浄剤と撥水剤を間違えたことも装具の粘着を悪くした一因でした(**図3**)。この間違いに気づくポイントは、装具の剥がし(剥がれ)やすさでした。装具交換を始める時点では、排泄物が漏れた部分の面板は浮いていますが、まだ大部分は皮膚に粘着しています。ですから、この装具を剥がす際に、剥離剤を使わなくても簡単に剥がれた場合には、スキンケア方法の確認を行います。皮膚清浄剤と撥水剤の間違いや、粘着剥離剤を使った後に剥離剤の成分が皮膚に残っているときなどに粘着が悪くなるという事例にたびたび遭遇するので、スキンケアを何で行ったかの確認は意外と大事なプロセスとなります。

図3 皮膚洗清剤と撥水剤(保湿剤)の例

清浄剤

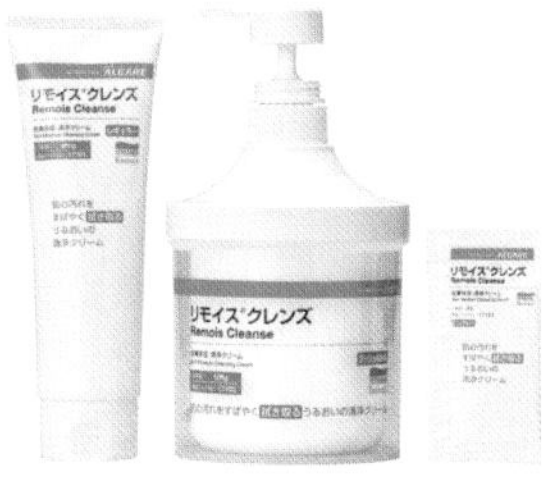

リモイス®クレンズ(アルケア株式会社)

・オムツ交換時
・ストーマ装具交換時
・ドレッシング交換時
・気管カニューレ交換時
・ベットでの清拭時

撥水剤(保湿剤)

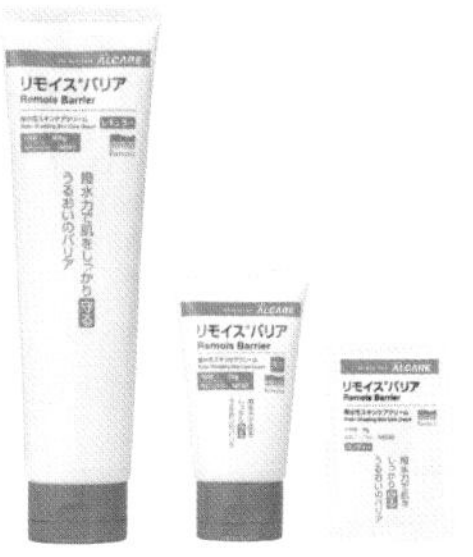

リモイス®バリア(アルケア株式会社)

・オムツ交換時
・乾燥が気になるとき

025

経口気管挿管患者さんの口腔ケア時に声漏れがし始めた！

誤操作　気管チューブの移動によるチューブ位置異常

門脇 芳美

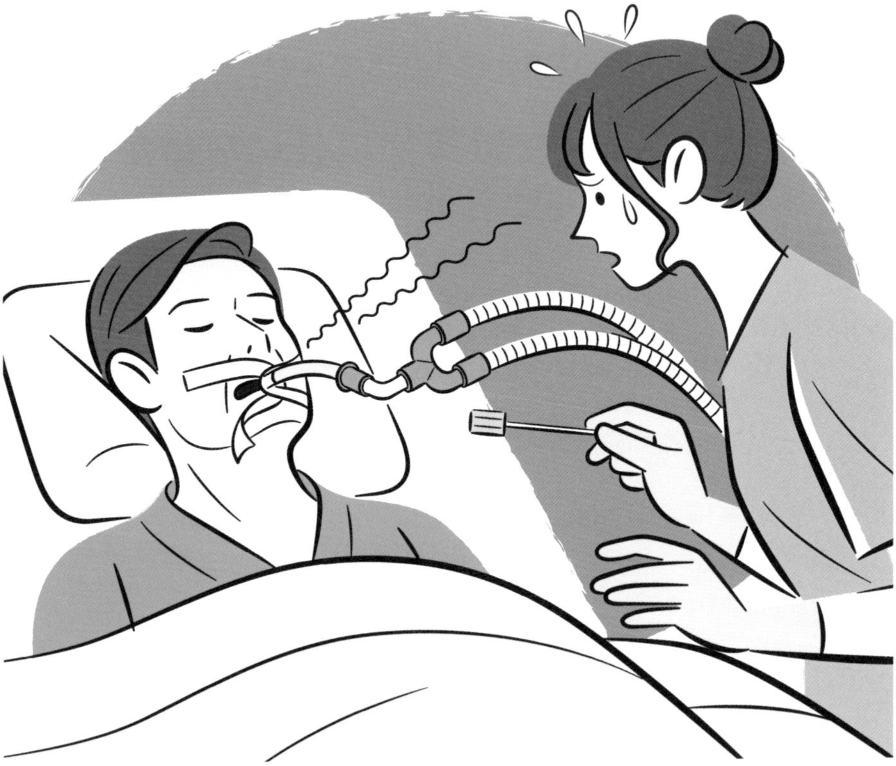

ピンチを切り抜ける鉄則

気管挿管されている患者さんの声漏れは、挿管チューブの固定位置のずれやカフ圧の不足、また頸部の向きなどにより気管とチューブの間に隙間ができたことなどで発生していることが考えられます。その場合、患者さんの呼吸状態と挿管チューブにトラブルがないか観察することが必要です。

POINT

気管挿管中の患者さんのケアを行う際には、人工呼吸器の回路への対応も同時に行います。口腔ケアや体位変換、ギャッジアップなどの看護ケアは必ず看護師２人で行うことが鉄則です。また、そのようなケアの前後では、必ずカフ圧や挿管チューブの固定位置の確認をし、緊急時対応の準備をしておきます。

起こった状況

症例

患者Aさんは、重症肺炎にて気管挿管され、呼吸は人工呼吸器で管理されています。看護師がAさんの口腔ケアをするために、ベッドの高さを調整したところ、Aさんは咳き込み、人工呼吸器のアラームが鳴り始めました。看護師は、痰貯留から起こるバッキングと判断して吸引を行い、その後に口腔ケアを始めようとしたところ声漏れが発生しました。

どうしてそうなった？

口腔ケアを開始する前のベッドのギャッジアップにより、人工呼吸器回路に何らかのテンションがかかり、挿管チューブの固定位置がずれた（抜けかかった）ことが考えられます。正しく換気ができない状態になるため、早急に挿管チューブを適正な位置に戻し、呼吸状態を安定させる必要があります。

どう切り抜ける？

まず、医師に報告します。その上で、以下の手順で行います。手順のうち１、２、３はスタッフで手分けして同時に確認を行います。

1. 患者さんの呼吸状態および人工呼吸器のモードの観察

漏れが発生しているということは、適切な換気が行われていない可能性があります。また、人工呼吸器のモードでは、声が漏れていることでの呼気量の低下、気道内圧の低下などが確認され、換気が不十分となります。呼吸状態の悪化への対応として、早急に持続的な経皮的酸素飽和度の観察が必要です。同時に唾液の垂れ込み予防のため口腔内吸引を実施します。

2. 気管挿管チューブの位置とカフ圧の確認

気管挿管チューブは、挿入されている患者さんに対する固定位置（長さ）があるので、その位置の確認（口角で）をします（図１）。

図1 気管挿管チューブの長さの確認

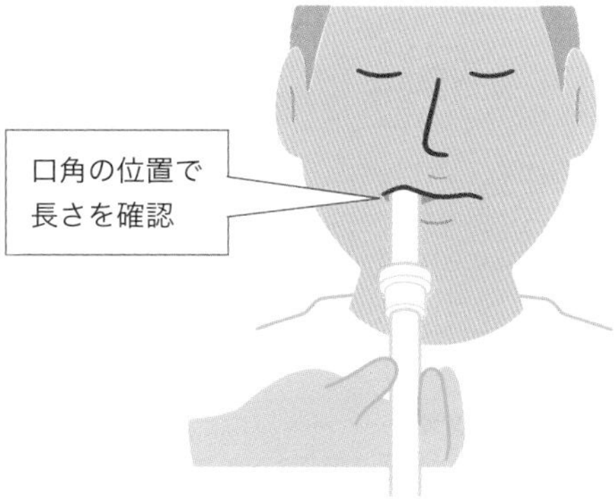

さらに、カフ圧の確認をします。気管挿管チューブの適正なカフ圧は、気管壁の壊死を防ぐため、気管壁の動脈圧に由来すると言われています（**表１**）。米国胸部学会のガイドラインでは20cmH_2O以上を維持するべきと言われており、そこから20〜30cmH_2Oの間に維持するのがよいとされています。低下が見られていれば、カフ圧の調整も行います。また、画像診断で気管挿管チューブが適正な位置であるのに、カフ圧が入らない場合はカフの破損も念頭に置きます。

カフ圧の確認においては、最近では自動カフ圧コントローラーの使用も増えており、自動的に25cmH_2Oに調整されているものもあります。

医師からチューブ位置確認のためのX線指示があれば、ポータブルでの撮影をお願いします。

表1 気道粘膜の血流

	正常圧(1 Torr＝1.36cmH$_2$O)	高圧による障害
気管動脈圧	25～30Torr(34～40.8cmH$_2$O)	壊死
気管静脈圧	15～20Torr(20.4～27.2cmH$_2$O)	うっ血
リンパ管圧	15Torr(20.4cmH$_2$O)	浮腫

露木菜緒：適切なカフ圧は、いくつ?．新 人工呼吸ケアのすべてがわかる本，照林社，東京、2016：180.より引用

3. 再挿管の準備

場合によっては、再挿管となる場合もあります。救急カートやバッグバルブマスクなど、適切な換気を行うための必要物品の準備を行います。

4. 医師による気管挿管チューブの位置の調整

画像診断を行い、気管挿管チューブの位置を確認します。チューブの調整は医師が行います。抜けかかっているのであれば、固定位置に調整して再固定し、抜去された場合は再挿管になります。最近では、テープでの固定だけではなく、さまざまな気管挿管チューブ固定ホルダーが使用されており(**図2**)、その操作も医師が行います。

図2 チューブ固定のさまざまな方法

テープでの固定

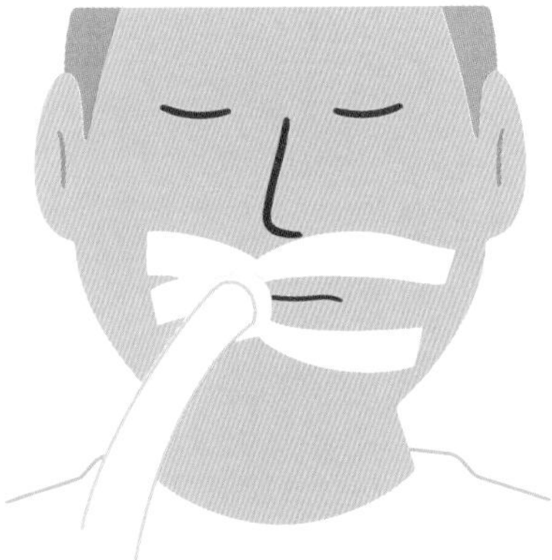

気管内チューブ固定具などでの固定

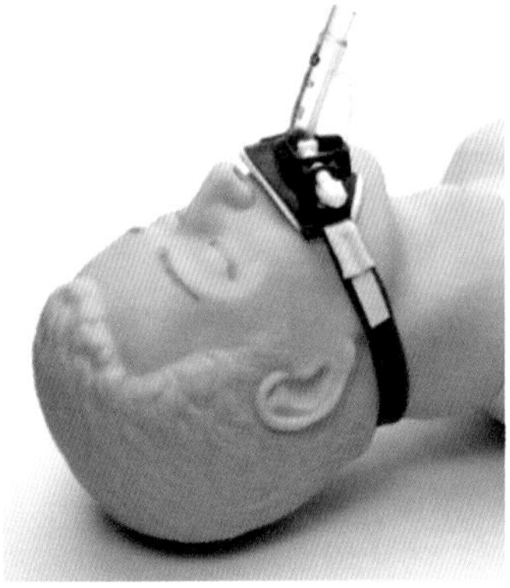

5. 人工呼吸器関連肺炎の観察

気管挿管チューブトラブルがあった後には、唾液の垂れ込みによる人工呼吸器関連肺炎に注意が必要です。感染徴候(発熱・痰・X線画像所見・採血結果など)、呼吸状態(人工呼吸器モードや動脈血採血結果、経皮的酸素飽和度、副雑音など)には十分に注意し、異常の早期発見を行う必要があります。

引用・参考文献

1．道又元裕：新 人工呼吸ケアのすべてがわかる本．照林社，東京，2022：178-181．212-216

026 脳室ドレナージ中の患者さんがCT室から帰室後、意識レベルが低下した!

誤操作　脳室ドレーンのクランプを開放していなかった!

世戸 理恵子

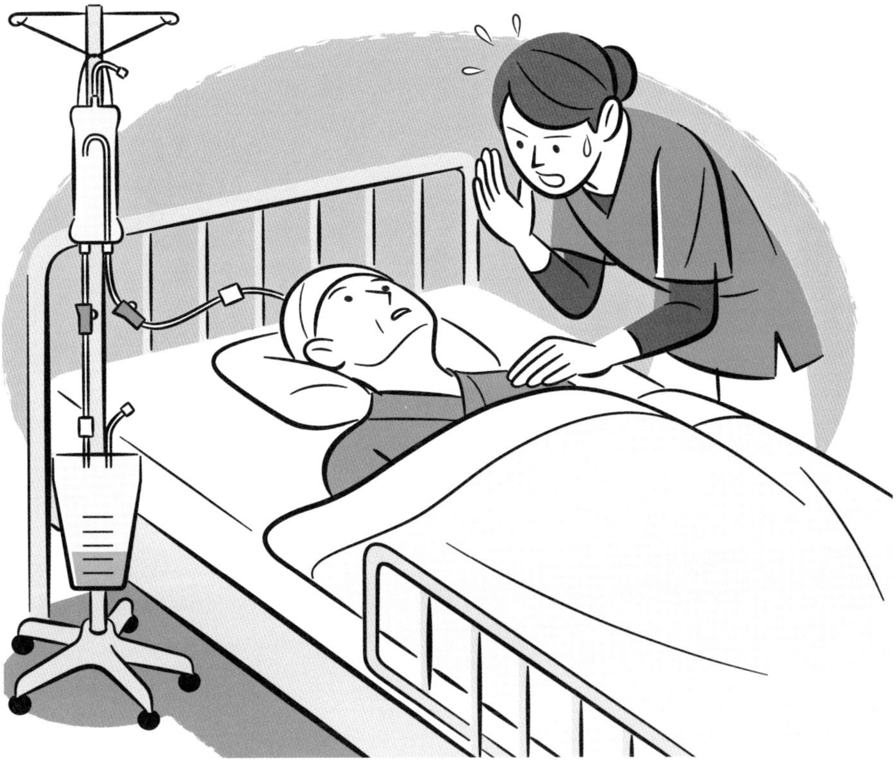

ピンチを切り抜ける鉄則

脳室ドレナージ施行中の患者さんのオーバードレナージを防ぐ最大のポイントは、CTなどの検査後必ず４つのクランプの確認を行うことです。チャンバー上のワンタッチ式クランプのフィルター自体が汚染されても外気との交通が阻害されオーバードレナージとなるため、フィルター汚染の有無もチェックします。日頃から脳室ドレナージのクランプの開閉の手順に沿って必ず回路をチェックしていきましょう。

POINT

脳室ドレーンには、クランプが複数ありますが、普段操作するのは、患者さんに最も近い部分のロールクランプのみです。チャンバー上のワンタッチ式クランプは、検査等の患者移動を除き、普段は常時開放しています。検査等でチャンバー上のワンタッチ式クランプを閉めた場合は、検査終了時に再度開放することを忘れないようにします。

起こった状況

症例

患者Aさん。急性水頭症で入院となり、脳室ドレーンを挿入しています。脳室ドレーン挿入２日目であり、急性水頭症の評価のために午前10時にCT検査に出棟しました。CT上水頭症の改善は認めるものの、脳室ドレーンの管理は継続が必要であると医師が判断し、脳室ドレーンは挿入したままです。担当看護師が12時に昼食配膳しにAさんのもとを訪れ、声をかけましたがわずかに目を開くのみです。看護師は、朝のCTでは、改善傾向にあったのに意識レベルが低下した理由がわからずオロオロしています。

どうしてそうなった?

脳室ドレナージは、通常高さを変えることによって設定圧を調節できるチャンバーのついた回路を使用します。その見た目やクランプの多さなどの形状の複雑さもさることながら、特有の管理方法にも注意が必要です。特に、脳室ドレナージを扱ううえでサイフォンの原理(**図１**)の理解は欠かせません。サイフォンの原理とは、「液体をある地点から目的地まで流す場合、管内が液体で満たされていれば、途中出発点より高い地点があっても流され続ける仕組み」のことです。

チャンバー上のワンタッチ式クランプ(**図２**)は常時開放しておくことで、ドレナージ回路がこの部分で大気開放され、サイフォンの原理を防ぎ、設定圧でのドレナージを可能としています。しかし、チャンバー上のワンタッチ式クランプは閉じたまま、その他のクランプを開放した場合、サイフォンの原理により、脳室内の髄液排出が急激に起こり、頭痛や嘔気、意識レベルの低下が生じます。これを「オーバードレナージ」と言います。

図1 サイフォンの原理

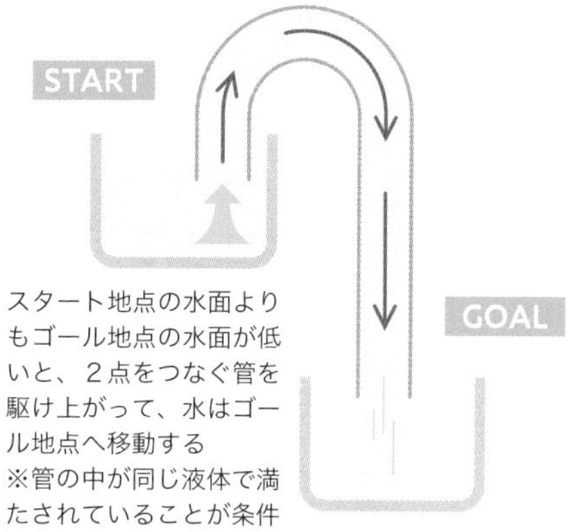

隙間のない管を使用すると高いところの液体が低いところの液体に流れる、これをサイフォンの原理と言う。

図2 脳室ドレナージ内のクランプ

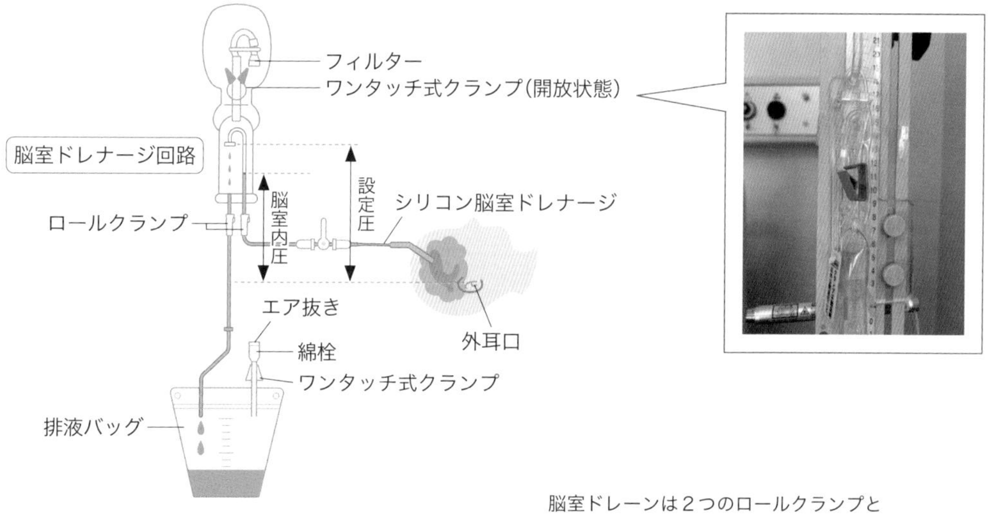

脳室ドレーンは２つのロールクランプと２つのワンタッチ式クランプがある。

オーバードレナージによって脳に強い陰圧がかかると脳室内出血、脳出血、硬膜下出血を起こす危険性があります。脳室が過度に縮小することで周囲の脳が内側に引っ張られ異常な圧がかかります。すると、脳室周囲や脳室内に出血することがあります。さらに進行すると、脳表の血管(架橋静脈など)が損傷され、硬膜下血腫に進展する可能性があります(**図3**)。こうなると、内側に引っ張られる圧に、外側から押し付ける圧が加わって脳の偏位が起こり、致命的な状態となります。

図3 硬膜下血腫への進行

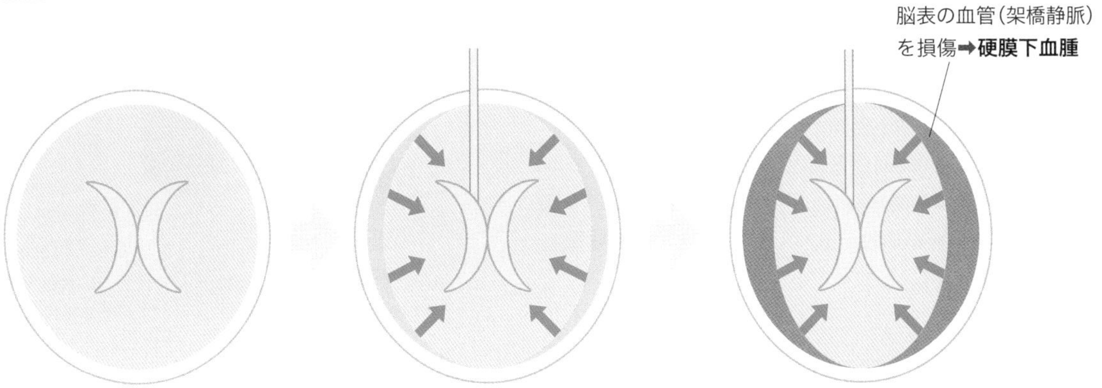

どう切り抜ける?

1. 脳室ドレナージ回路を確認する

まず、意識レベルが下がった原因が脳室ドレナージ回路にある可能性を疑い、脳室ドレナージ回路のクランプを確認します。その結果オーバードレナージが疑われる場合、脳室ドレナージの4つのクランプのうち、直ちに患者さんに一番近い部分のロールクランプA(**図4**)を閉め、医師に報告します。

図4 脳室ドレーンの4つのクランプの役割

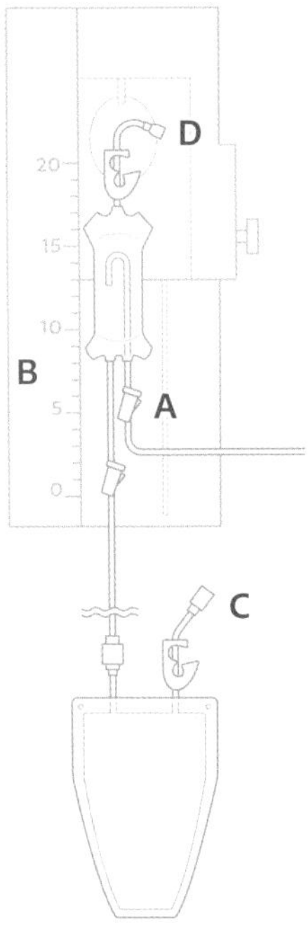

A：患者側ロールクランプ
髄液の流出と逆流を防ぐ。また、圧設定が変わることによって生じる過剰な流出(オーバードレナージ)を防ぐ。

B：排液側ロールクランプ
排液バッグに貯留した髄液の逆流を防ぐ。

C：排液バッグのエアフィルター側ワンタッチ式クランプ
排液バッグ内を外気と交通させて大気圧にする。外気と交通することで生じる感染を防ぐため、エアフィルターが付いている。

D：チェンバーのエアフィルター側ワンタッチ式クランプ
ドリップチャンバー内を外気と交通させ大気圧にする。外気と交通することで生じる感染を防ぐためエアフィルターが付いている。

2. 脳室ドレナージの排液量・性状を確認する

オーバードレナージによってどれくらいの髄液が損失したのか排液量を確認します。普段、排液量の目標量は病態によって異なります。脳室内には常に約150mLの髄液が満たされています。それが、1日3～4回入れ替わるため1時間に約21mLが産生されています。そのため、成人の場合、正常な髄液循環から考えるとだいたい20mL/時間以上続くと低髄圧症を引き起こす可能性があります。

正常な髄液は、無色透明です。しかし、出血病変の当初は血性であり、時間経過とともに、淡血性→キサントクロミー(薄い黄色調)→無色透明と変化していきます(**図5**)。急激に性状が血性と変化した場合は、再出血を起こした可能性も考えられます。

図5 **髄液の変化**

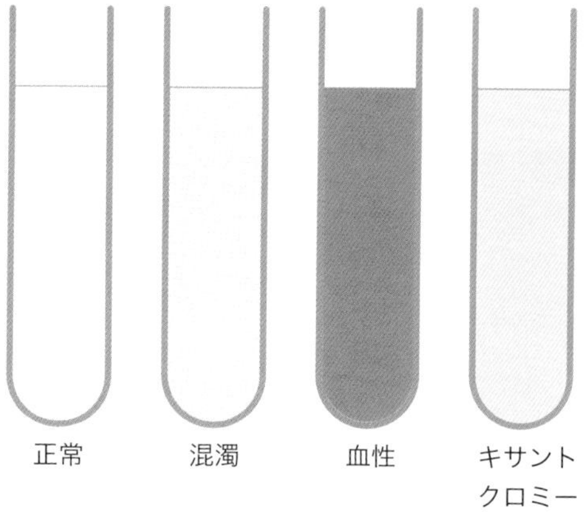

正常は無色透明であり、出血後時間が経過していればキサントクロミーと呼ばれる薄い黄色の排液となる。

3. 意識状態・脳神経症状の把握

オーバードレナージによる意識レベルの低下を認める場合、まずはバイタルサインをはじめ意識状態の把握を行い、脳神経症状を観察していきます。突然のけいれんの原因が、オーバードレナージによるものであったという例もあります。オーバードレナージによる影響をCTなどで調べ、対応することとなるため、CTの準備や呼吸状態の悪化に備えて、酸素投与の準備も一緒に行いましょう。

参考文献

1. 道又元裕：ドレーン管理デビュー はじめてでもすぐできる すぐ動ける．Gakken，東京，2016：98-102．

027

細胞外液80mL/hで持続点滴する予定だったが、15分で急速投与してしまった！

誤操作

佃　美里

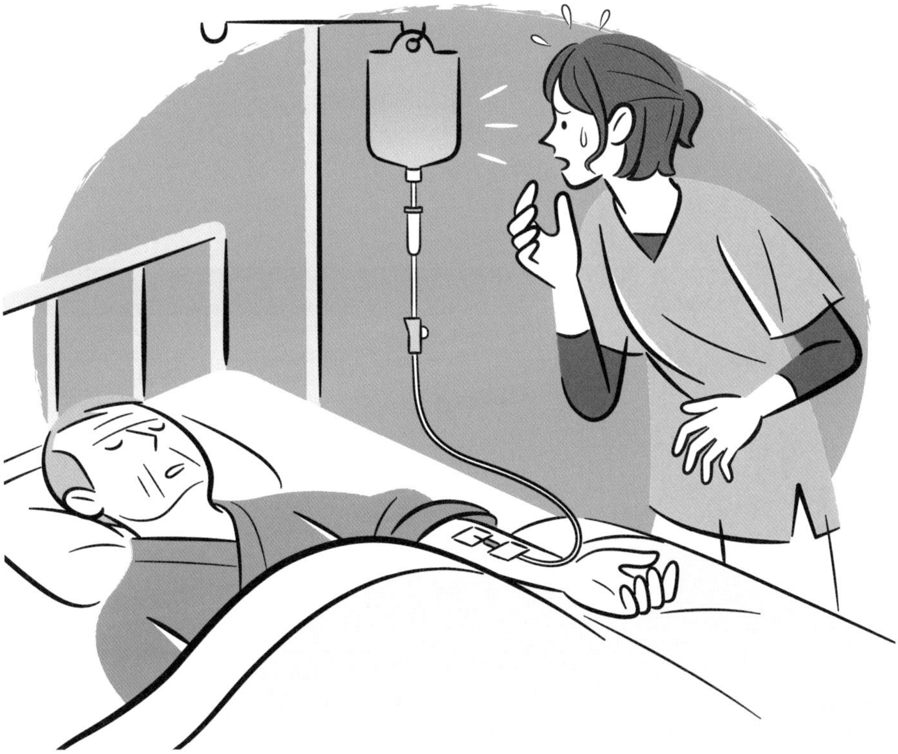

ピンチを切り抜ける鉄則

急速投与してしまったことがわかったら、まず患者さんの状態と投与していた輸液の内容を確認し、緊急性があるかどうかを判断するとともに、直ちに医師に連絡して指示を確認します。

心機能が低下した患者さんには急速投与は心負荷になります。3号液にはカリウムイオンが含まれているので、急速投与により血清カリウム値が急激に上昇した場合、致死的不整脈のリスクが考えられます。

POINT

高齢者では加齢に伴い心臓のポンプ機能の低下や腎機能の低下、肺機能の低下が見られる場合が多く、過剰な輸液で溢水となる可能性があります。新生児・乳児では腎機能が未熟であり、輸液負荷で輸液過剰になりやすいです。このことから、高齢者や小児に輸液を行う際は特に輸液セットの選択（輸液ポンプ使用を考慮）が必要です。

起こった状況

症例

80歳代の患者Aさん。嘔吐、下痢による脱水で入院し、生理食塩液80mL/h持続点滴の指示が出ていました。X線撮影のため車椅子に点滴を架け、撮影後帰室し、点滴台に点滴を架け替えました。車椅子を片づけた後、他の患者さんに呼ばれ、次に訪床したときは500mLの生理食塩液がすべて落ち切っていました。既往に、腎機能の低下、心機能の低下があるAさんの経過をどのように観察すればよいかわからず困っています。

どうしてそうなった?

点滴の自然滴下に影響する要因としては**表1**のようなものがあります。それらについて確認することが必要です。さらに、ベッド上での寝返り、車椅子移動、歩行時など、輸液ラインを巻き込む可能性があります。輸液が確実に滴下しているか、速度は問題ないか確認しましょう。

表1 自然滴下に影響する要因

要因	内容
・患者と輸液バッグの高低差	→患者さんから高くなるほど速い
・クレンメの開閉程度	
・針の太さ	→太いほど速い
・点滴セットの太さ・長さ	→太いほど速く、長いほど遅い
・輸液の性質	→粘性の高い輸液ほど遅い(高カロリー輸液、アルブミン製剤、脂肪乳剤など)
・患者さんの静脈圧の変化	→体位、屈曲(点滴が関節近くに挿入されている、側臥位で点滴挿入側の上肢が下側になっている場合は注意が必要)など
・留置針やカテーテルとの関係	

一般に等張液を投与すると、輸液は細胞内にあまり移動せずに、血管内や組織内にとどまって細胞外液を増やすことができるため、出血などで血圧が低下している場合などには等張液電解質輸液が用いられます。腎機能障害がある場合、カリウムを含まない輸液(1号液など)を選択します。

どう切り抜ける?

Aさんのような高齢者では、心臓のポンプ機能の低下や腎機能の低下、肺機能の低下が見られる場合が多く、過剰な輸液で「溢水」となる可能性があります。「溢水」とは水があふれることです。過剰な水は、血管内には循環血液量として、血管外には浮腫として存在します。基礎疾患に腎不全や心不全のある患者さんは、溢水になるリスクが高まります。

さらに、循環器系疾患の既往がある場合は、心機能の低下から、前負荷が増大し、さらに心機能が低下する可能性があります(図1)。

図1 フランク・スターリングの法則

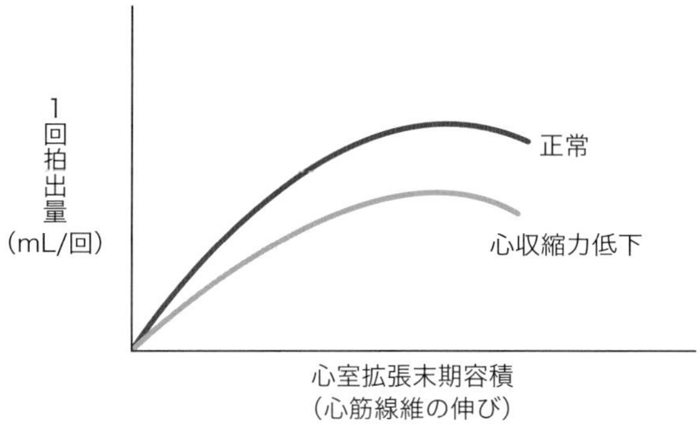

心臓の血液を送り出す能力は、心室内の血液量によって心筋が引き伸ばされると大きくなる。しかし、どこまでも引き伸ばされるわけではないので、ある時点を超えると限界に達し、その後は減少する。

腎機能障害の既往がある場合は、腎臓でのカリウム排泄低下に加え、酸の排泄低下、重炭酸の再吸収低下により代謝性アシドーシスが高カリウム血症の増悪因子となります。また、水過剰、電解質の異常を来たし、心不全や肺水腫などの臓器不全を起こす可能性があります。

このように、過剰輸液、急速落下では、溢水による心不全のリスクがあるため注意が必要です。そのため、IN/OUTバランスとともに**表2**の項目について観察し、うっ血症状を見逃さないようにしましょう。

また、電解質バランスの補正が必要になる可能性もあるため採血のオーダーの必要性も医師に確認しましょう。

表2 観察項目

- 呼吸困難の有無
- 動悸やその他胸部症状の有無
- 顔色・表情・体位
- チアノーゼの有無
- 呼吸数、呼吸の型・リズム
- SpO_2
- 頸静脈怒張の有無
- 心尖拍動
- 脈拍
- 末梢冷感
- 浮腫
- 呼吸音
- 喀痰の有無

参考文献

1. 渡邊朔太郎：ナースが書いた看護に活かせる輸液ノート．照林社，東京，2017：6．
2. 日本赤十字社和歌山医療センター看護部編：先輩ナースのかきこみが全部のってる！コツぶっくす　輸液．メディカ出版，大阪，2021：6．

028

CVライン挿入中、側管から点滴を接続しようと三方活栓をオープンにしたら、ライン内に空気が吸い込まれた！

誤操作

和田 秀一

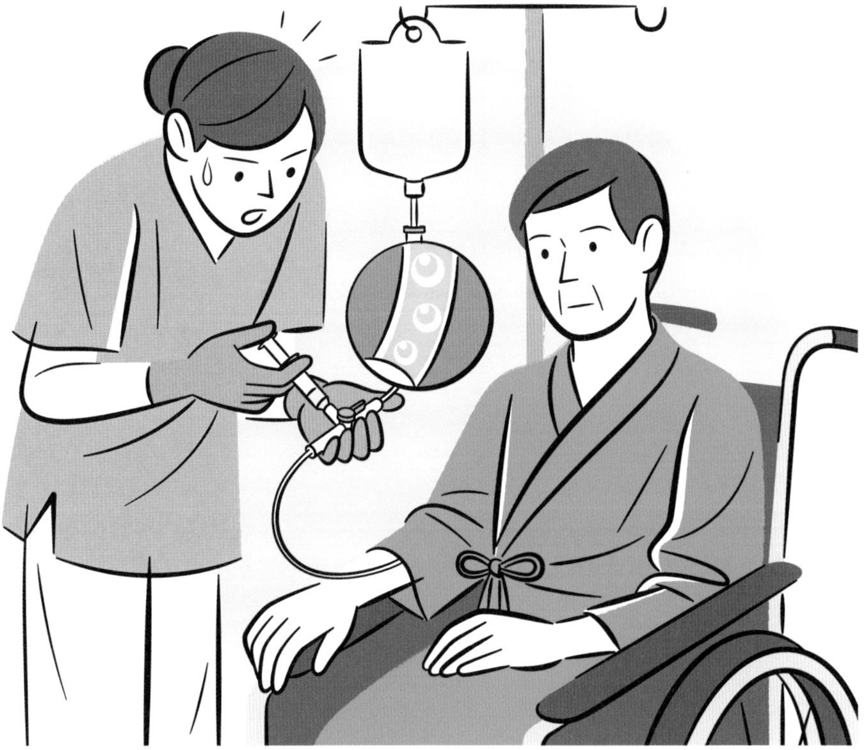

ピンチを切り抜ける鉄則

中心静脈カテーテルによる空気塞栓を予防する最大のポイントは、中心静脈カテーテルの処置をする際にクランプをすることです。クランプをすれば、もし三方活栓を大気に開放しても空気が引き込まれることはありません。また、座位で中心静脈カテーテルの処置をしないようにします。仰臥位に比べ座位での中心静脈カテーテルの処置は上半身の静脈圧低下により空気の混入の可能性が高くなってしまいます。

POINT

中心静脈カテーテルは高カロリー輸液や腫瘍用薬、カテコラミンの投与、血液透析など多くの目的で使用されています。中心静脈カテーテルの合併症はさまざまですが、中でも空気塞栓は生命を脅かす、とても重大な合併症の１つであり、注意が必要です。

起こった状況

症例

患者Aさんは、絞扼性腸閉塞で入院し緊急で手術をされました。全身状態は改善傾向ですが、腸管安静のため絶食となり、中心静脈カテーテルから高カロリー輸液を投与中です。Aさんは離床のため主に車椅子に乗って過ごしています。看護師は車椅子に乗ったAさんに高カロリー輸液の側管から抗菌薬を投与しました。その際、三方活栓が大気開放となりカテーテル内に空気が入っていくのが見えてしまいました。どうしたらよいかわからず困っています。

どうしてそうなった?

安静臥位時の中心静脈圧の正常は大気圧を０とした場合５～10cmH_2O程度です。上半身を起こすと、重力により血液は下方に移動するため下半身の静脈圧が上昇し、上半身の静脈圧が低下します(図１)。そのため、座位のまま中心静脈カテーテルの三方活栓を大気に開放すると空気を引き込んでしまいます。血管内に混入した空気は、血管の閉塞を引き起こしてしまい、空気塞栓と呼ばれる状態となります。空気塞栓は脳で起これば脳梗塞、肺で起これば肺塞栓となり、生命が危険な状態となることがあります。

図1 仰臥位から座位への変化

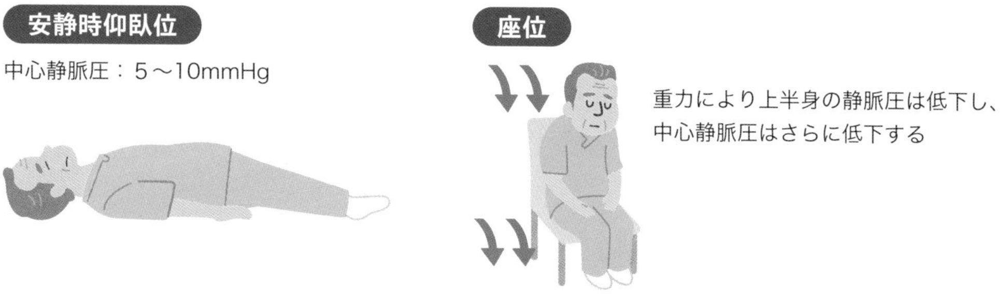

どう切り抜ける?

1. 空気が入っていくのが見えたら

中心静脈カテーテルに空気が混入した場合、すぐにカテーテルをクランプしましょう。

次に、患者さんを左側臥位にして心臓へ空気を送り、心臓から肺動脈へ空気を送り込みやすくし、肺動脈から空気が吸収されるように努めます。また、脳血管での空気塞栓の発生を防ぐために、患者さんの頭を低くした体勢をとってもらいます。

2. 患者さんの意識状態、呼吸状態を観察する

中心静脈カテーテルから血管内に混入した空気は重力の影響で血管を逆流し、脳へ達することで空気塞栓による脳梗塞を引き起こす可能性があります。脳梗塞を来すと意識消失、上下肢の麻痺、失語などの脳血管障害を引き起こします。また、混入した空気が右房に入り、右室から肺動脈へ到達し、末梢側に空気が詰まること

で肺空気塞栓となります。肺空気塞栓を起こすとショックが起こり、低酸素血症となって呼吸状態が悪化します。そのため、空気塞栓を引き起こした場合、意識状態と呼吸状態をより注意して観察する必要があります。

3. 空気塞栓を起こさないために

中心静脈カテーテルから空気塞栓を起こさないためには、側管から点滴を投与する際は必ずクランプをする必要があります。また、閉鎖式点滴ラインを使用するのも有効的となっています。自分の施設のルールやマニュアルを徹底しましょう。

図2 空気塞栓を起こさないために

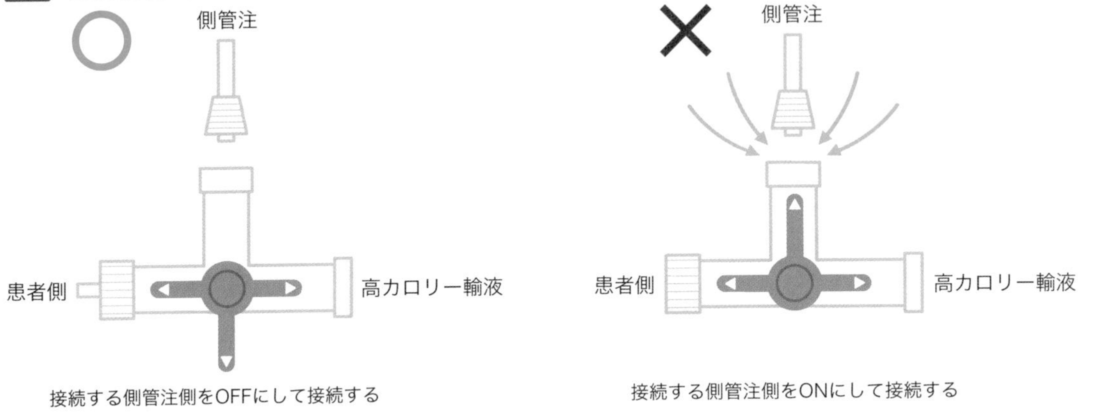

参考文献

1. 日本医療機能評価機構 医療事故情報収集事業 第43回報告書．https://www.med-safe.jp/pdf/report_2015_3_T002.pdf (2024/3/18アクセス)
2. 徳嶺譲芳，箱根雅子，辻大介：中心静脈穿刺の空気塞栓「空気読んで！」．Lisa別冊 2021；28(2)：193-197．

029

膀胱留置カテーテルを挿入したが、尿が流出しない！

誤操作　挿入時は抵抗がなかったが、どう対処すればよいかわからない

小池 直人

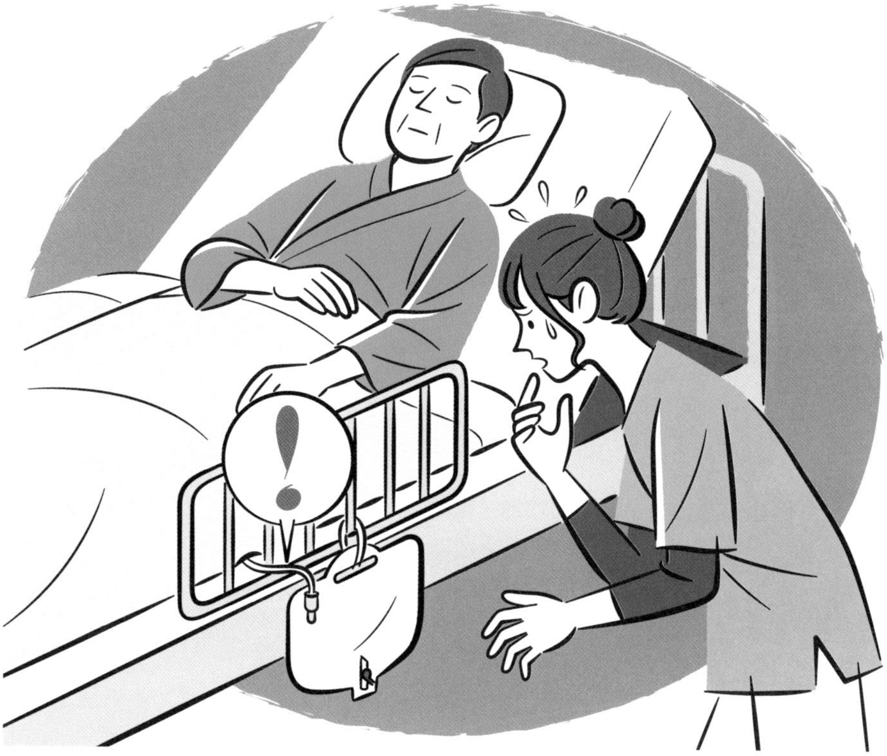

ピンチを切り抜ける鉄則

解剖を理解してカテーテルを挿入しましょう。著しい抵抗がある場合や、カテーテルが尿道の中で屈曲して前進しないように感じられる場合は、カテーテルの挿入を続けてはいけません。カテーテル挿入が困難な場合、泌尿器科医へのコンサルテーションが必要な場合もあります。１人で悩まずスタッフ間で相談しながら行いましょう。

POINT

男性の場合は、尿道内でカテーテルが折れ曲がる可能性があります。女性の場合は、尿道口と膣口を間違える可能性があります。また、膀胱損傷やカテーテル迷入の可能性があるので、カテーテルを無理に挿入し過ぎないように注意が必要です。

起こった状況

症例

　患者Aさんは、心不全で入院してきたばかりです。体液管理のため、医師から利尿薬の注射と膀胱留置カテーテル挿入の指示が出ました。指示を受けた看護師が膀胱留置カテーテルを挿入し始め、抵抗なく挿入できたのですが、カテーテル内に尿が流出して来ないため、どう対応すればよいのかわからず困っています。

どうしてそうなった?

1. 男性の場合はカテーテルが折れ曲がることがある

　成人男性の尿道は長さが15～20cmあります。膀胱の直前には括約筋がありますが、強引にカテーテルを挿入すると、括約筋の手前の尿道が若干拡張しているため、カテーテルが180度折れ曲がって先端が反転し、あたかも膀胱内に挿入したように感じることがあります(図1)。

図1 尿道カテーテルが挿入されているところ

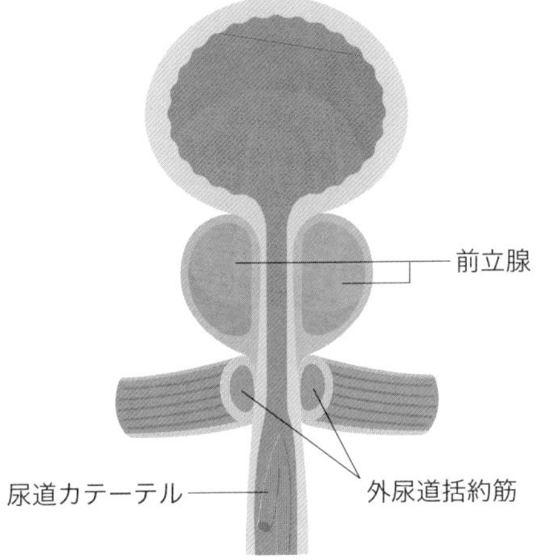

括約筋のあたりで尿道は拡張しており、そこで尿道カテーテルが180度折れ曲がっている。

2. 女性の場合は腟への誤挿入の恐れがある

　女性の外尿道口は陰核のすぐ下にある開口部で、腟開口部の上方に位置します。しかし、尿道口が正中にあるとは限らず、大きく上下左右にずれていることもあります。外尿道口が腟側にある場合や、陰唇が狭い場合は、外尿道口の観察が困難になる可能性があり、盲目的にカテーテルを挿入しようとすると腟に誤挿入してしまうことがあります。

どう切り抜ける?

1. 男性の場合はリラックスしてもらい、挿入しやすくする

前立腺が肥大すると、その内部の尿道が圧迫されるため、カテーテルを挿入しづらくなります。深呼吸をしてもらい、リラックスしてもらうと括約筋が弛緩します。また、陰茎を引き上げると、尿道球部の屈曲が軽減されるので、挿入しやすくなり、尿道損傷を予防できます(**図2**)。それでも抵抗が強く挿入できない場合は無理せず医師に報告しましょう。

図2 **男性の尿道(矢状面)**

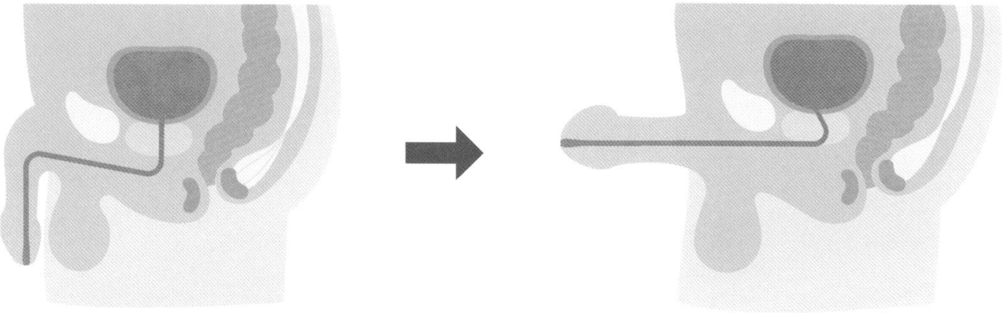

陰茎を腹側に引き上げると尿道球部がまっすぐになっている。

2. 女性の場合は体位を整え、尿道口を確認する

尿道口を確認することが重要です。そのために患者さんの体位調整をします。まず、患者さんを仰向けのフロッグポジション(股関節と膝関節をやや屈曲し、踵をベッド上に置き、股関節を不快感のない範囲で外転したカエルのような体位)にします。

認知機能障害などがあり、患者さんの協力が得られない場合は、助手に下肢または膝を保持させます。それでも尿道口が観察できない場合は、小陰唇を開き下方(肛門側)へ押すようにすると尿道口が確認できることがあります。小陰唇を先ほどと逆方向の上方(腹側)へ引っ張ると、尿道口が縦方向へ伸びるので確認しやすくなります(**図3**)。尿道口を確認せずにカテーテル挿入を試みることは「闇夜に鉄砲」(目標を定めず当てずっぽうに実行する例え)のようなものです。

図3 **フロッグポジションをとり、陰唇を動かして尿道口を探す**

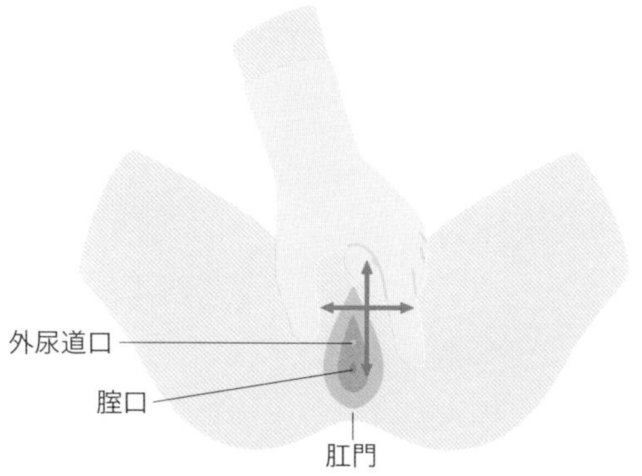

膝を立て、股関節を外転し上下左右に陰唇を動かして尿道口を探す。

成人女性の尿道は３〜４cmです。それ以上挿入しても尿の流出が確認できない場合は、膣への誤挿入を疑います。カテーテルが正しく入っているように見えても尿が出てこない場合は、以下の３・４を確認します。

3. 脱水がないか確認する

脱水や腎機能障害、直前に排尿していることなどによって、膀胱内に尿がない可能性が考えられる場合は、手技を再度試みる前に、患者さんの臨床状態に応じた水分補給を考慮します。

4. カテーテルの潤滑剤による閉塞を解除する

膀胱内に尿が貯留していることが予測され、膀胱に留置されている可能性が高い場合、挿入時にカテーテルに塗布した潤滑剤が尿の排出を妨げている可能性があります。カテーテルをその位置に保持した状態で、カテーテルを生理食塩液でフラッシュして潤滑剤を洗い流し、尿が出るか確認する方法もあります。

030

点滴を外そうとしたら、閉鎖式コネクタごと外してしまい、逆血し出血させてしまった

誤操作

山本 昌弘

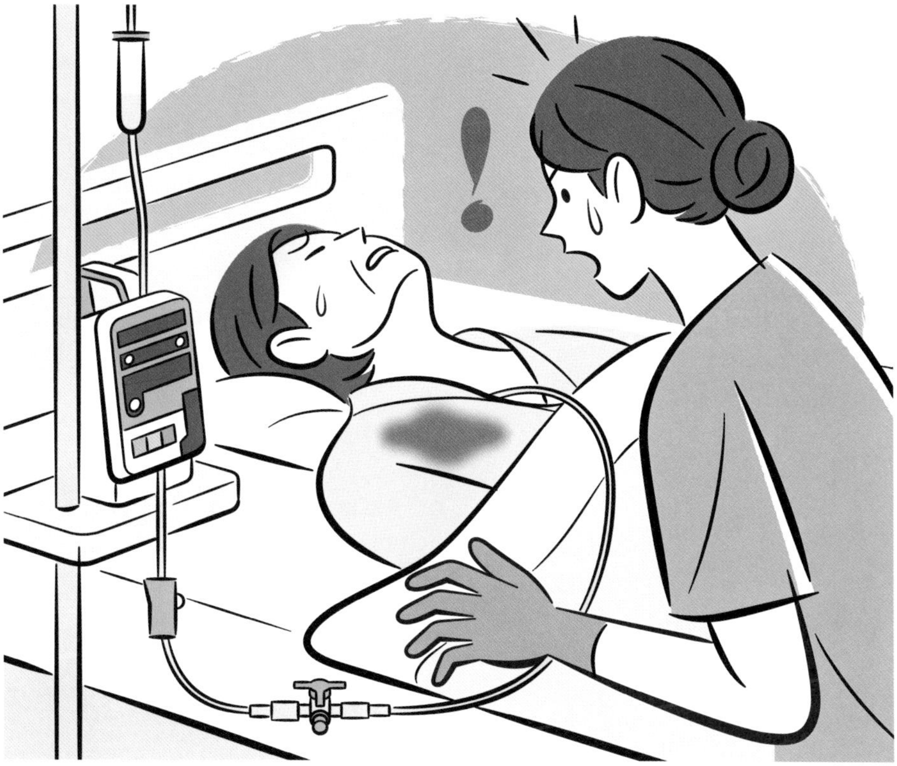

ピンチを切り抜ける鉄則

出血に伴う急変時の対応では、出血の原因が明確ならば止血対応と同時に、ショック状態に陥っていないかを観察することが必要です。早急にアセスメントするためには、ABCDEアプローチとともに、ショックの5P徴候の有無の観察が重要です。

POINT

中心静脈カテーテルルートは原則接続部を外さず看護ケアを実施しますが、やむを得ず外す場合には、クランプを止め、閉鎖式コネクタと輸液セットの接続部分を外すという正しい手順を遵守することが大切です。

起こった状況

症例

腎盂腎炎から敗血症を発症した患者Aさん。入院時に、右内頸静脈に中心静脈カテーテルを留置されました。看護師は、持続点滴されていない１つのルートから抗菌薬を投与し、投与終了後にヘパリンロックを行って退室しました。Aさんのモニタに頻脈アラームが鳴ったため、訪室すると中心静脈カテーテルから逆血し出血していました。

どうしてそうなった?

中心静脈カテーテルでは、細菌や空気の混入を防いで患者さんを感染の危険から守ることや血液の逆流を防ぐために、閉鎖式コネクタをルーメンのハブに接続して管理します。輸液を接続するときには、閉鎖式コネクタに輸液セットを接続し、輸液の投与を行います。輸液の投与が終了すると、本来は閉鎖コネクタと輸液セットを外し、ヘパリンロックを行い中心静脈カテーテルのクレンメを止めます。しかし、看護師が誤って輸液セットと一緒に閉鎖式コネクタを外し、中心静脈カテーテルのクレンメを止め忘れてしまいました。そのため、カテーテルの閉鎖性が維持できず、血液が逆流し、出血させてしまいました。

どう切り抜ける?

1. 出血を止める

この場合、中心静脈カテーテルから逆血しているため、まずは出血を止めることが必要です。中心静脈カテーテルにクレンメが付属されているときには、クレンメでロックして出血を止めます。クレンメが付属されていないときには、徒手的にカテーテルを把持して止血するとともに、他の看護師に応援の要請を行い、閉鎖式コネクタまたは鉗子を持って来てもらって止血を行います。

2. ABCDEアプローチとショックの5P徴候を観察する

止血の対応を行うと同時に、出血に伴うAさんの全身状態をフィジカルアセスメントします。生命の危機的状態にあるか否かを迅速に観察するときには、ABCDEアプローチを用いると迅速かつ正確に観察できます（**表1**）。

また、ABCDEアプローチとともに、ショックの5P徴候（**図1**）の有無を観察し、ショックに陥っているかをアセスメントします。ショックの5Pがすべて観察されるときには、重篤なショック状態と考えられます。１つでも観察できるときは、ショックの可能性が高いとアセスメントします。

表1 ABCDEアプローチにおける観察項目

A：Airway（気道）	気道閉塞の有無、発声の有無、シーソー呼吸・陥没呼吸、吸気時の喘鳴（stridor）、著明ないびき様呼吸
B：Breathing（呼吸）	呼吸回数、呼吸音、胸郭の動き、異常呼吸・努力呼吸、SpO_2、頸静脈の怒張
C：Circulation（循環）	脈拍数、血圧、四肢冷感、蒼白、チアノーゼ、脈拍の緊張、CRT（毛細血管再充満時間）
D：Disability of CNS（中枢神経障害）	意識レベル：JCS・GCS、瞳孔所見、麻痺の有無、感覚障害、痺れ
E：Exposure and Environmental control（脱衣と外表・体温）	低体温、発熱・高体温、るい痩、肥満、変形、発疹、外見上の創傷

図1 ショックの5P徴候

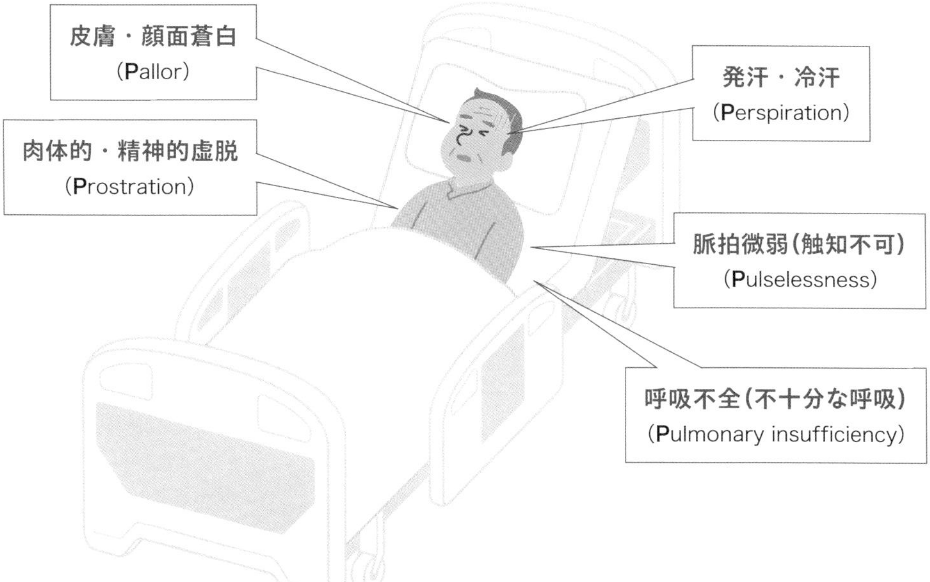

3. ショック指数から出血量とショックの重症度を把握する

ショック指数は、出血性ショックの初期評価に用いる指標です。心拍数と収縮期血圧の値で測定できるため、バイタルサイン測定後に算出し、出血量とショックの重症度を把握します。

【計算方法】

ショック指数＝心拍数÷収縮期血圧

表2 ショック指数表

	正常	軽症	中等症	重症
ショック指数	0.5未満	1.0〜1.5未満	1.5〜2.0未満	2.0以上
出血量		約1000mLまで	約1500mL	約2000mL以上

4. 医師への報告

出血性ショックでは、血液循環を保つための治療が必要不可欠です。そのため、ABCDEアプローチとショックの5P徴候の観察を行い、医師に状態を報告し、輸液や血液製剤の輸血などの指示を受けます。必要に応じて、新たに静脈ルートの確保も必要です。同時に、酸素投与を開始し、呼吸状態によっては気管挿管や人工呼吸管理を必要とする場合があるため、すぐに対応できるように、救急カートを要請します。

引用・参考文献

1. 神谷健司：出血性ショック．道又元裕編著，重症患者のアセスメントとベストプラクティス．日総研出版．名古屋，2019：153-158．
2. 尾野敏明：循環器のアセスメント．佐藤憲明著編，急変対応のすべてがわかるQ&A，照林社，東京，2011：65．

031

麻薬のアンプルを破損してしまい、薬液をこぼした！

薬剤管理

濱田 将芳

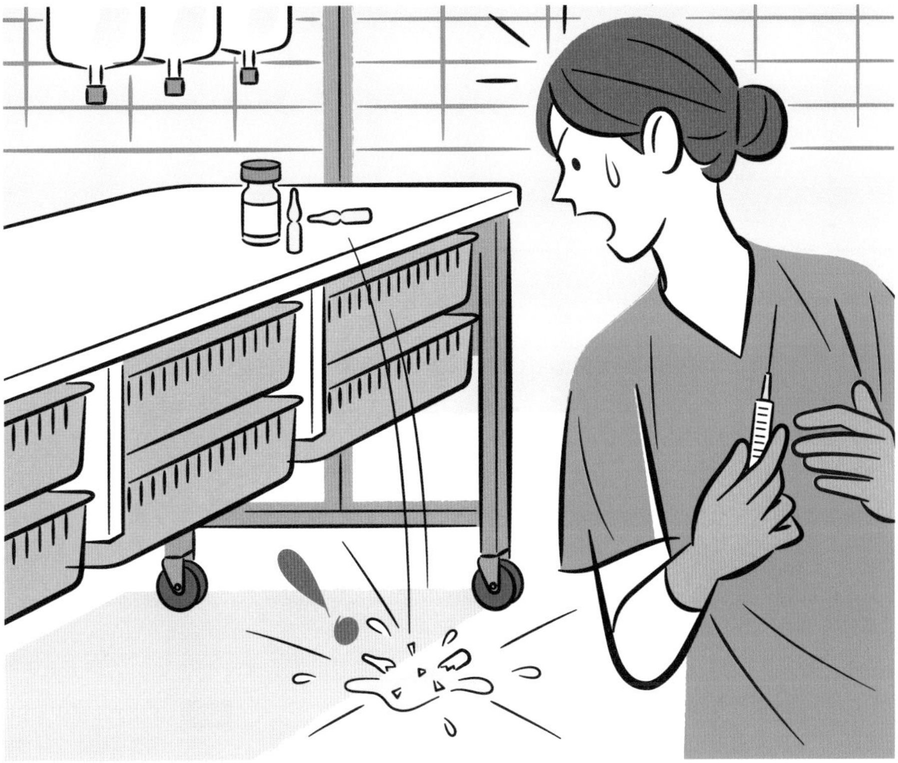

ピンチを切り抜ける鉄則

麻薬のアンプルが破損してしまった場合は、その場で廃棄せず、速やかに麻薬管理者に報告することが必要です。破損に限らず、麻薬の取り扱いで判断に迷うことがあった場合は、必ず麻薬管理者に相談することが重要です。同時に、日頃から破損につながらないような対策をとることが必要です。

POINT

麻薬は、濫用による保健衛生上の危害を防止するため「麻薬及び向精神薬取締法」で取り扱いについて定められており、医薬品の中でも特に取り扱いに注意が必要となっています。イレギュラーな事態が発生した場合に、誤った対応をしてしまうと法律違反となってしまうことがあるので、正しい対応を知っておくことが重要です。

起こった状況

症例

患者Aさんに投与するためにフェンタニル注射液0.5mgを調製することになり、看護師は麻薬金庫からアンプルを取り出し、直接ミキシング台の上に置きました。シリンジなどを準備しようと目を離した隙にアンプルがミキシング台から転がり、床に落下してしまいました。その際、アンプルが破損し、麻薬の薬液が床にこぼれてしまいました。

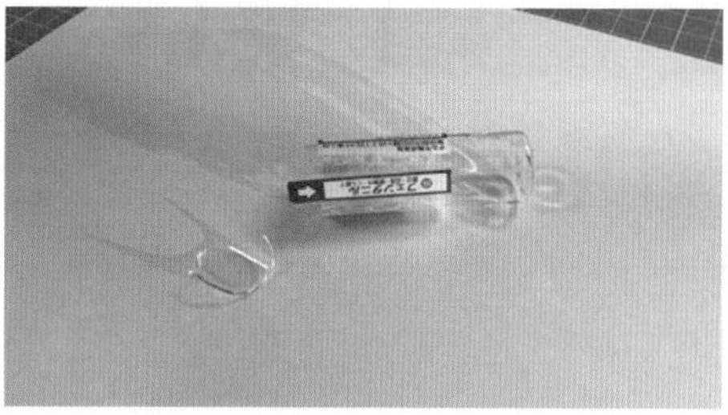

どうしてそうなった?

アンプルは多くがガラス製であり、落下などの衝撃により破損しやすいです。転がりにくくなるような工夫がされているアンプル製剤もありますが、不注意により手から滑り落ちてしまうこともあります。また、運搬時や保管時にアンプルを箱に入れている状態で落下しても箱の中で破損してしまうことがあります。

どう切り抜ける?

麻薬の注射剤を調剤前(アンプルカット前)・調剤後(アンプルカット後)に滅失(麻薬がその物理的存在を失うこと)するなどの事故があった場合は、麻薬管理者(麻薬管理者のいない麻薬診療施設では、麻薬施用者)が、速やかにその麻薬の品名、数量、事故の状況を明らかにするため必要な事項を都道府県知事に届け出なければなりません。

そのため、この症例のような場合は、状況を確認し速やかに麻薬管理者あるいは麻薬施用者に報告をすることが必要です。

こぼれてしまった麻薬の薬液については、注射器等で可能な限り回収してください。ガーゼなどに浸み込んだ場合は、そのガーゼなども回収してください。

回収した麻薬の薬液はその場で廃棄せず、保管して、麻薬管理者の元へ返却してください。

アンプルを箱に入れている状態で落下させた場合も、箱の中で破損している可能性があるため、箱を開けてアンプルが破損していないかどうか確認する必要があります。

もし、アンプルは破損したが、薬液はこぼれておらず、全量回収できた場合はそのまま使用しても問題ありませんが、衛生面などから使用できない場合(ガラス片などによって薬液が汚染されている可能性がある)は麻薬管理者の元へ返却してください。

アンプルを破損させないためには、調製前はアンプルをトレーなどの中に入れ、調製時もトレーなどの上で調製するなどの対策が必要です。また、アンプルが入っている箱やトレーを台の端の不安定な部分に置かないようにすることも重要です(図2)。

図2 アンプルが入っている箱を台の端の不安定な部分に置いた状態

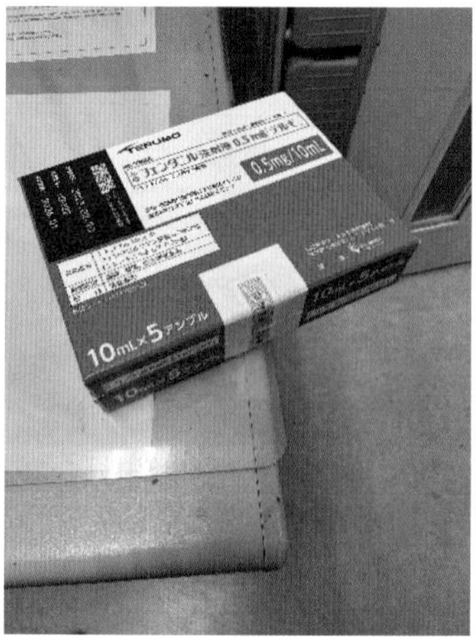

参考文献

1. 東京都保険医療局：麻薬取扱いの手引(麻薬診療施設用 —病院・診療所・飼育動物診療施設—). 令和５年７月改訂.

032

抗がん剤投与時、点滴ラインを満たす際に抗がん剤が看護師の手にこぼれたが、手袋を装着していなかった！

薬剤管理

戸坂 優花

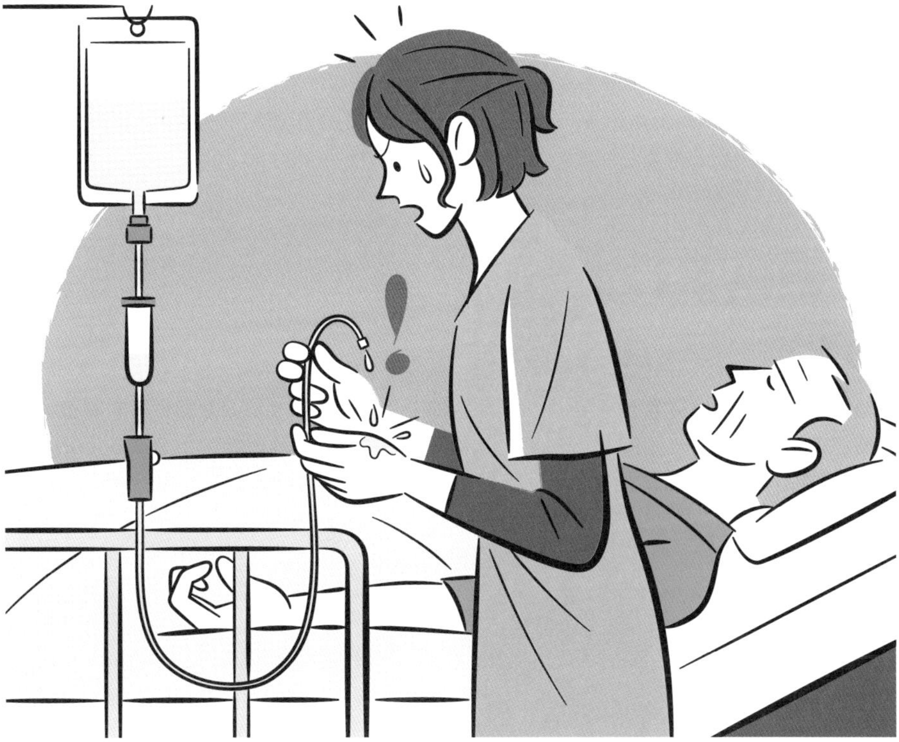

ピンチを切り抜ける鉄則

抗がん剤曝露は予防が第一ですから必ず個人防護具を装着して取り扱います。しかし、曝露した場合は直ちに適切な対応を行うことが大切です。曝露による影響をよく理解し、正しい知識に基づいた安全な取り扱いをすることによって曝露のリスクを低減することができます。

POINT

抗がん剤はHD（hazardous drugs）の１つであり、抗がん剤の曝露は医療従事者にとって大きなリスクです。そのため、職業性曝露の機会や曝露による影響について理解し、適切な対策をとる必要があります。また、実際に曝露した際の対応について知っておくことも重要です。

起こった状況

症例

胃がんで入院中の患者Aさん。治療目的に抗がん剤の投与が開始となりました。抗がん剤投与にあたりプライミングをした際に、輸液チューブの先端から抗がん剤の薬液が漏れ、看護師の手にこぼれてしまいました。その際、看護師は手袋を装着しておらず、どう対応してよいかわからずオロオロしています。

どうしてそうなった?

本来、曝露予防対策の観点から抗がん剤投与前に生食などでプライミングをする必要がありますが、今回の症例では抗がん剤入りの輸液でプライミングを行っていたと考えられます。

また、個人防護具(personal protective equipment：PPE)の適切な使用方法や抗がん剤曝露のリスクに関する知識が不十分であったと考えられます。

どう切り抜ける?

1. HDの定義

HD(hazardous drugs)とは職業上の曝露によって健康被害をもたらすことが知られているか、あるいは疑われている薬品のことです。米国国立労働安全衛生研究所(National Institute for Occupational Safety and Health：NIOSH)では、ヒトまたは動物に対して**表1**に示した6項目のうち、いずれか1つ以上に該当するものと定義しています。

2. 職業性曝露による健康への影響

抗がん剤は、がん細胞に対しては殺細胞作用がある反面、変異原性、催奇形性、発がん性をもつことが明らかになっています。抗がん剤曝露による影響は、急性症状の発現と長期的な健康への影響です(**表2**)。

表1 HDの定義

1．発がん性
2．催奇形性または他の発生毒性
3．生殖毒性
4．低用量での臓器毒性
5．遺伝毒性
6．上記基準によって有害であると認定された既存の薬剤に類似した新薬の化学構造および毒性プロファイル

表2 HDの職業性曝露による影響

急性症状	過敏反応	喘息発作、皮疹・眼の刺激など
	皮膚・粘膜反応	皮膚刺激、接触皮膚炎、咽頭痛、脱毛など
	消化器症状	食欲不振、悪心、嘔吐、下痢、便秘など
	循環器症状	息切れ、不整脈、末梢浮腫、胸痛、高血圧など
	呼吸器症状	咳嗽、呼吸困難など
	神経症状	頭痛、めまい、不眠、意識消失など
長期的な影響	悪性腫瘍	白血病、非ホジキンリンパ腫、膀胱がん、肝臓がんなど
	生殖への影響	不妊症、妊娠までの期間延長、早産、低出生体重、子宮外妊娠、流産、死産、子どもの学習障害

日本がん看護学会，日本臨床腫瘍学会，日本臨床腫瘍薬学会：がん薬物療法における職業性曝露対策ガイドライン 2019年度版，金原出版，東京，2019：23．より引用

3. 注射薬投与管理時の曝露機会

投与の場面において、輸液チューブを輸液バッグに刺入するときや輸液チューブ内を薬液で満たすプライミング作業時、輸液チューブの接続や取り外し時などさまざまな曝露の機会があります。

4. 注射薬プライミング時の曝露予防対策

適切なPPEを装着し、皮膚や粘膜への曝露を防ぐ必要があります(**図1**)。手袋は抗がん剤への耐性が確認されているニトリル製、ラテックス製などのパウダーフリーの製品を使用し、ガウンは背開きで長袖のものを選択します。手袋は二重に着用することが望ましく、1枚はガウンの袖口の下、1枚は袖口の上に着用します。

図1 投与時のPPE

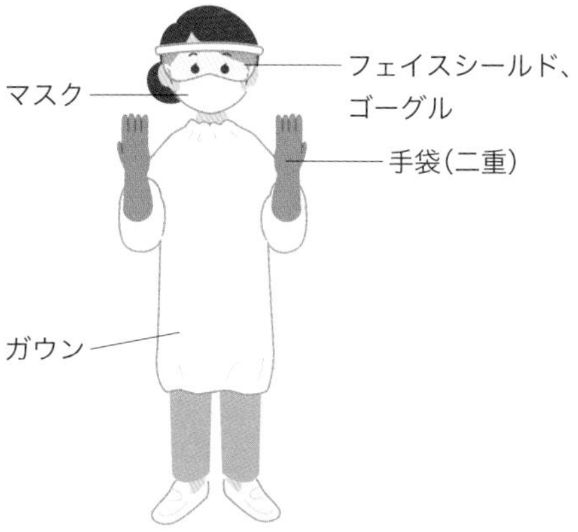

閉鎖式薬物移送システム(closed system drug transfer device：CSTD)を使用できない場合は、フェイスシールドやゴーグル、呼吸器防護具(N95マスクなど)の着用が必要になります。

投与時にCSTDを用いることが推奨されますが、これを用いない場合はバックプライミング[注1]を行うことによってHDによる汚染を最小限に抑えることができます。ただし、輸液チューブに逆流防止弁がついている場合にはバックプライミングは行えません。

5. 抗がん剤曝露時の対応

皮膚や手指に付着した場合は、直ちに流水と石けんで十分に洗浄します。大量に付着した場合は応急処置後に皮膚科を受診します。汚染された衣類やPPEは汚染した部位に触らないように、また周囲を汚染しないように注意しながら、直ちに脱ぎます。

注1：バックプライミングとはメインボトルから生理食塩液を逆流させてプライミングする方法。

文献

1. 日本がん看護学会，日本臨床腫瘍学会，日本臨床腫瘍薬学会：がん薬物療法における職業性曝露対策ガイドライン 2019年度版，金原出版，東京，2019.
2. 日本薬剤師会：抗がん薬安全取扱いに関する指針の作成に向けた調査・研究(最終報告)．2014.
3. 佐伯康之，松尾裕彰：抗がん薬曝露のリスク軽減に向けて．日本小児血液・がん学会雑誌 2020；57(3)：251-256，2020.

033

急変対応中バッグバルブマスク換気をしているがSpO_2が上がらない！

誤操作　酸素チューブがバッグバルブマスク（BVM）に接続されていないことに気づかなかった

小池 直人

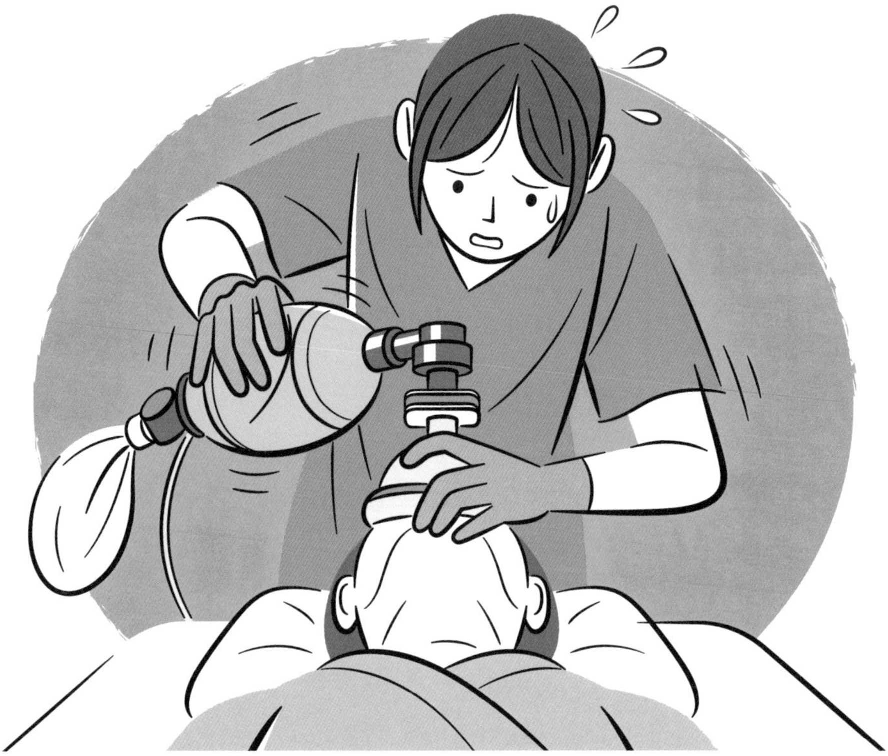

ピンチを切り抜ける鉄則

バッグバルブマスク（BVM）は自己膨張式換気装置です。バッグの部分は外部の空気を取り込んで自然に膨らむため、酸素ガス供給がなくても換気が可能です。しっかり酸素を接続し、リザーバーバッグ（酸素を充填する袋）が膨張していることを確認しましょう。

POINT

気道・呼吸の異常は短時間で生命の危機に直結します。徒手的に人工呼吸を行う場合、使用する器具の構造上の注意点を知っておくことは重要です。また、人工呼吸の手技についても理解しておかなければなりません。

起こった状況

症例

患者Aさんは、肺炎で入院中です。肺炎が改善し食事が開始されましたが、常食のパンを咀嚼している際に咳嗽があり、息を吸った瞬間に苦しみ出し、誤飲による窒息となってしまいました。看護師は応援を要請し、とっさに背部叩打法を行うことにより何とかパンを排出することに成功しましたが、Aさんは急激な意識障害・呼吸停止となりました。橈骨動脈は触知可能で、モニタ上脈拍数は110bpm程度ですが低下傾向です。BVMを用いて人工呼吸を開始し、胸郭は挙上しているのですが、SpO_2が40〜50%台の表示で上昇してきません。原因がわからず焦っています。

どうしてそうなった？

酸素チューブがBVMに接続されていないことが原因です。BVMは自己膨張式の換気装置なため、酸素を接続しなくても換気を行うことができます(**図1**)。その場合は室内気で換気を行うことになります。酸素供給源をBVMへ接続し、リザーバーバッグが酸素によって充填・膨張していることを確認しなければ、高濃度酸素を投与することができません。急変対応の処置の途中で、酸素の延長チューブを踏むなどして、誤って酸素チューブの接続が外れることも想定されます。酸素チューブがBVMへ接続されていないことに気づかなければ、生命の危機的な状況となります。

図1 BVMの構造

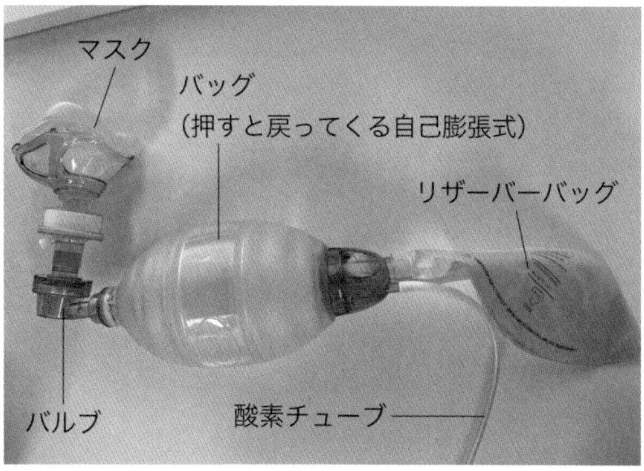

どう切り抜ける？

1. 患者さんに使用する前に正常に作動するか確認する

どのような医療機器でも言えることですが、正常に作動するか否かを患者さんで試してはいけません。BVMを使用しなければならない緊迫した場面ではありますが、酸素延長チューブをしっかり接続し、リザーバーバッグが膨張すること、バッグを圧搾するとマスクからガスが出ることを事前に確認する必要があります(**図2**)。

図2 膨張したリザーバーバッグではマスクに手を当ててガス排出を確認する

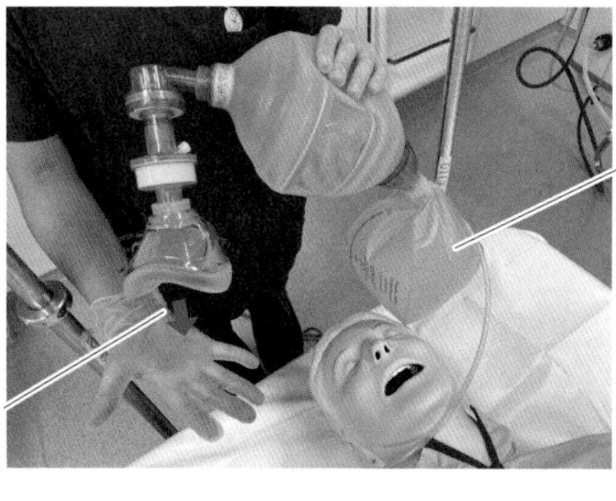

2. 気道を確保する

BVMによる換気がうまく行かない原因で一番多いのは、気道確保がうまくいっていないことと、マスクのフィットができずマスクと顔の隙間からエアリークしてしまうことです。手が小さくて気道確保とマスクフィットがうまくいかない場合などは、両手を使いましょう(図3)。

図3 母指球法(VE法)

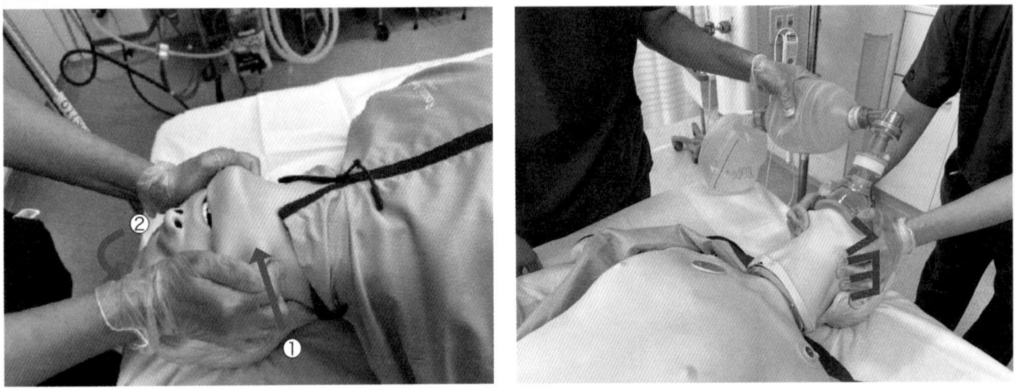

両手で行う気道確保の方法
①下顎角を引き上げる
②そのまま頭部後屈する

マスクを母指球で押し当てる。
バッグはもう1人が圧搾して換気を行う。

3. 胸郭の上がりを確認する

BVMでうまく換気ができていれば胸郭が挙上します。目視で確認することが大切です(図4)。また、ガス交換がうまくいっていれば、チアノーゼが改善します。人工呼吸の効果を判定するときは、SpO_2の値だけでなく、顔(特に皮膚の薄い唇など)や手指など皮膚の色調を確認します。緊張して力いっぱいバッグを圧搾してしまうかもしれませんが、胸郭の上がりを確認したらバッグの圧搾をやめてください。気道抵抗がなければ、優しく肩揉みをしているぐらいの力で十分なことが多いです(図5)。力いっぱいバッグを圧搾して気道内圧を上げすぎると、食道へ送気してしまい(図6)、胃が空気で膨張するため、横隔膜を挙上してしまい換気を障害してしまう可能性があります。

図4 胸郭の上がりを目視で確認する

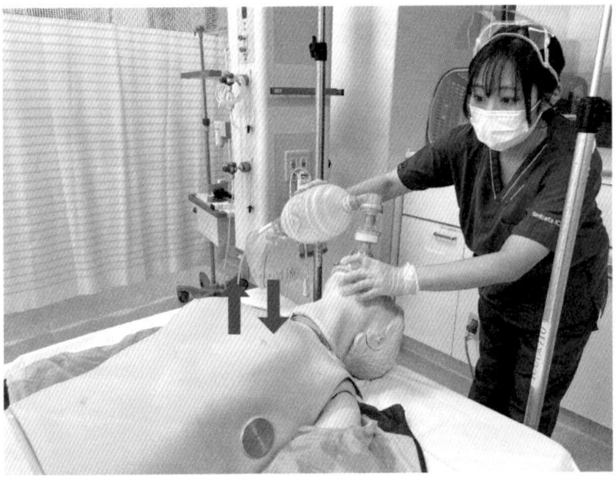

図5 バッグ圧搾の程度(肩揉み程度で行う)

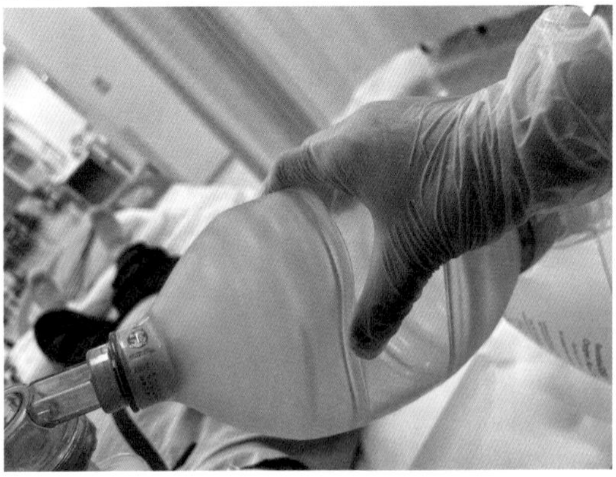

図6 圧搾しすぎると気道内圧が上がりすぎて食道へ送気してしまう

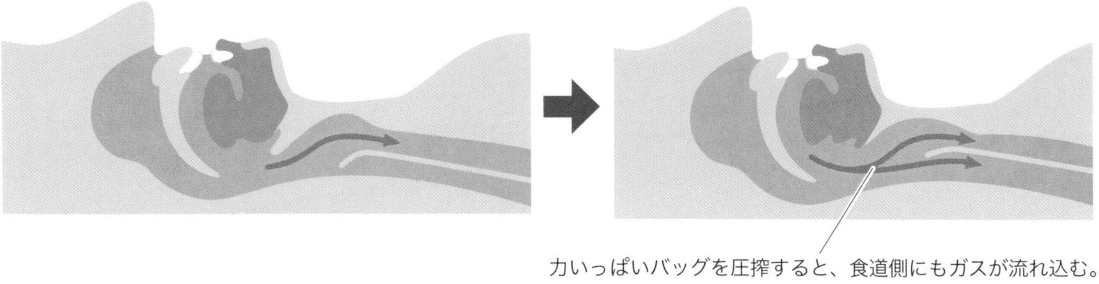

4. リザーバーバッグが膨らんでいるか確認する

胸郭が上がっているにもかかわらず、SpO_2の値が上昇しない場合、高濃度酸素が投与されていない可能性があります。リザーバーバッグが膨らんでいるか、酸素チューブが外れていないか(**図7**)、ガス供給源の根本から確認するようにしましょう。

図7 酸素チューブの外れ

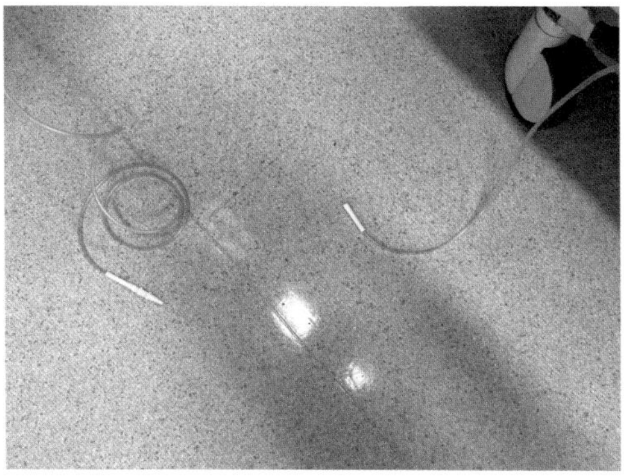

5. BVMの組み立ては確実に行う

BVMは、一方弁があり、吸気時・呼気時それぞれ一方向にガスが流れる仕組みになっています。過去にBVMの組み立て間違いによる医療事故が起きていることから、臨床工学技士が点検・組み立てを行っている施設や、組み立てが不要なシングルユース製品を採用する施設も増えています。

034

患者さんが胸腔ドレーンを自己抜去してしまった！

自己抜去

上門 大介

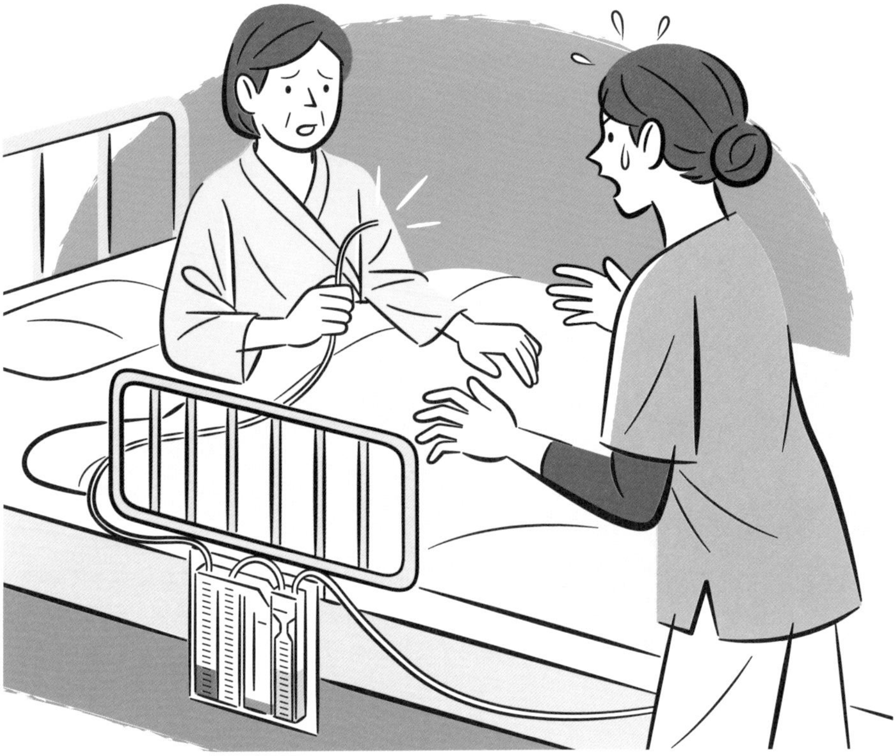

ピンチを切り抜ける鉄則

固定の評価と患者さんの管理能力の把握が胸腔ドレーンの安全管理には重要です。自己抜去が起こってしまった際には、自然呼吸か人工呼吸かで対応が変わることを知りましょう。ショックの可能性が少しでも疑われる場合は、必ず緊急性が高いことも医師へ伝えましょう。

POINT

胸腔ドレーンの目的は、胸腔内に貯留した空気や液体を排出することにより虚脱した肺の再膨張を促すことにあります。胸腔ドレーンの自己抜去は再膨張した肺が再び虚脱することで、場合によってはショックを来す危険性があります。そのため、密な観察とトラブルシューティングの方法を念頭に置く必要があります。

起こった状況

症例

患者Aさんは右胸の痛みと呼吸困難を主訴に受診しました。胸部X線写真から右の気胸と診断され、胸腔ドレーンを挿入しました。胸腔ドレーン挿入後、時々動きに伴う痛みはありましたが、呼吸困難は徐々に軽減していました。入院当日の夜、Aさんの病室からナースコールが鳴り、訪室すると胸腔ドレーンを握ったAさんがベッドに座っていました。Aさんに何があったのか確認すると、「寝返りをうつときに“何か”が当たって痛かったので引っ張ると抜けてしまった」と息苦しそうに答えました。

どうしてそうなった?

ドレーン管理において、「固定の評価」と「患者さんの管理能力」を把握しておくことは非常に重要です。この２点を疎かにしてしまうと、安全なドレーン管理は難しくなります。

1. 固定方法と評価

固定用テープの貼り方や固定位置、補強を怠ると、固定が不十分になるだけでなく、患者さんが不快感を覚えてドレーンの自己抜去に至る危険性があります。

1）胸腔ドレーンの固定方法

ドレーン固定のためには固定用テープと補強用テープを準備します。ドレーンのテープ固定はΩ留めで行い、切れ込みを入れたテープで補強します（**図1**）。固定は１箇所だけでなく、最低２箇所以上で行い、固定テープとドレーンの境に油性マジックなどでマーキングをしておきます（**図2**）。

マーキングのズレがある場合は、固定テープに剥がれがないか、ドレーンにテンションがかかっていないか、患者さんが過剰に手で触れていないか確認し、固定方法の見直しを行います。

2. 患者さんの管理能力

患者さんが胸腔ドレーンの存在を認識しその役割を理解していることが大切です。繰り返し必要性や注意点を説明するだけでなく、患者さん自身の目で胸腔ドレーンの存在を認識してもらいます。

図1 ドレーン固定の例（Ω留め）と補強テープの使用方法

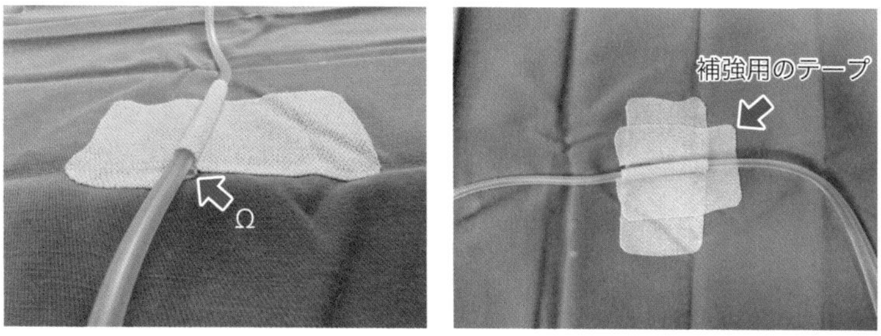

図2 固定位置のズレを確認するマーキングの例

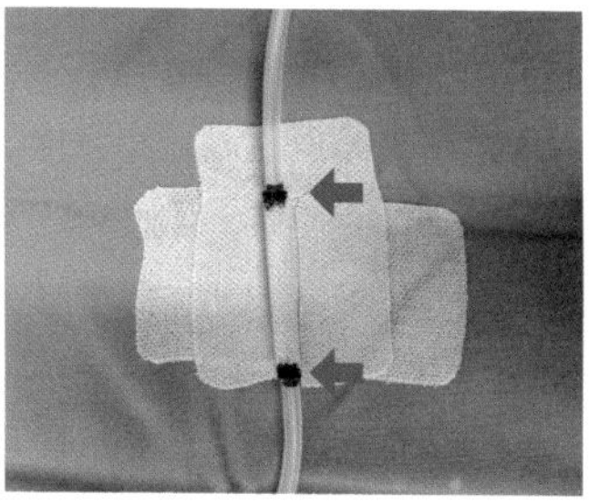

どう切り抜ける?

1. 報告時に把握しておきたい症状

酸素化の悪化や頻呼吸、呼吸困難などの呼吸状態はもちろんですが、気管の偏位、頸静脈の怒張、皮下気腫の有無に加え、頻脈や血圧低下などの緊張性気胸の症状がないか評価します。

症状を認める場合は、胸腔ドレーンの自己抜去の報告とともに緊急性が高いことも医師へ伝える必要があります。

2. 呼吸の条件による対応の違い

1）自発呼吸の場合

通常、胸腔内は陰圧となっており、その条件下で胸腔ドレーンの自己抜去が起こると、大気との圧の差で抜去部から空気が流入することになります。そのため、自己抜去が発覚した際には、医師への報告とともに抜去部をフィルムドレッシング等で覆い、胸腔内への空気の流入を遮断する必要があります。

2）人工呼吸管理を行っている場合

自発呼吸との違いは、人工呼吸管理中の患者さんの場合、抜去部から空気の流出を塞いでしまうと、胸腔内圧が上昇しつづけ、場合によっては心外閉塞・拘束性ショックを来す可能性があることです。人工呼吸管理中の患者さんでは、胸腔からの空気の流出を妨げないように、３辺テーピング法（**図３**）で抜去部の保護を行います。

3）一部抜去の場合

胸腔ドレーンの抜去が一部の場合、自発呼吸ではドレーンをクランプし、患者さんの状態を観察します。人工呼吸管理を行っている場合はドレーンをクランプせず観察を行います。

図3 3辺テーピング法

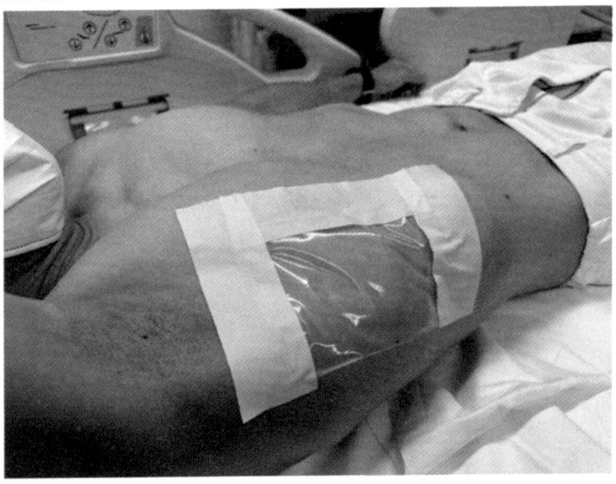

抜去された創部を粘着性のないフィルムで覆う。３辺をテープで固定し、１辺を排気、排液用に開放しておく。３辺をテープで固定することによって吸気の際にはフィルムが吸気の流入を防ぎ、呼気には胸腔内に流入した空気を創部から排気することができる。

参考文献

1. 月刊ナーシング編集部編：今聞きたい術前・術後ケアQ&A．月刊ナーシング 2016：36(13)：74-77．
2. エキスパートナース編集部編:これならうまくいく! 看護ケアのコツ&わざ．エキスパートナース 2017：33(6)：70-71．
3. 清水孝宏監修：3年目ナースのための「経験知」レベルアップ講座．月刊ナーシング 2020：40(7)：65．
4. 道又元裕編著：これならわかるICU看護．照林社，東京，2018：26-27．
5. 岡元和文，道又元裕編：重症外傷患者の管理―基本アルゴリズムと部位別外傷医療&ケア―．重症患者ケア 2016：5(3)：356-358．

035

せん妄患者が、脳室ドレーンを自己抜去した!

自己抜去

門脇 芳美

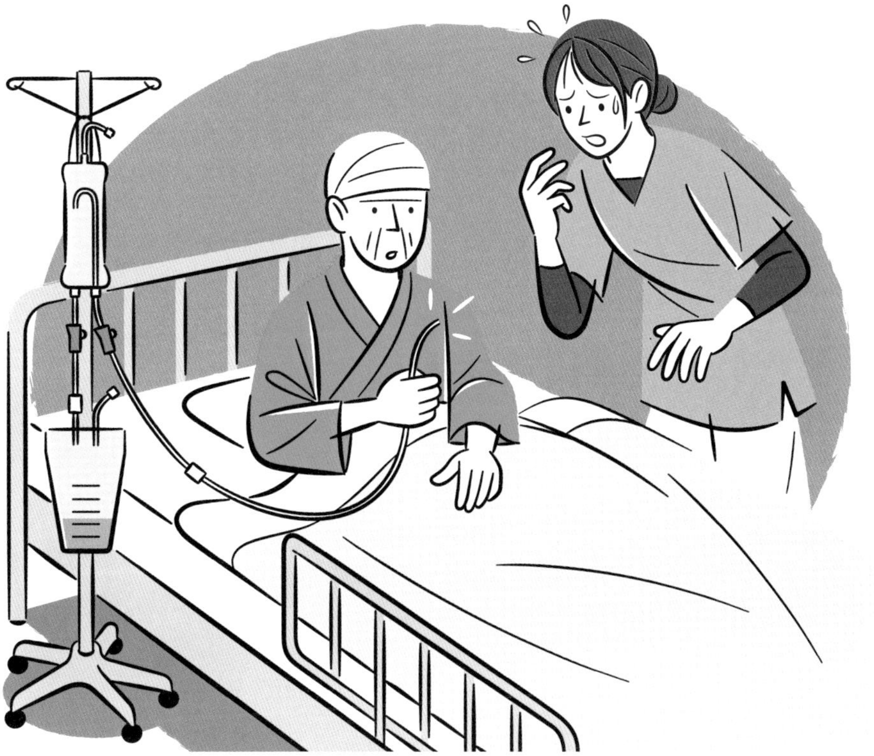

ピンチを切り抜ける鉄則

脳室ドレーンの安全な管理には、術後せん妄の発症に対する早期対応がカギとなります。光や音などの環境調整や睡眠と覚醒リズムへの対応、ルート類は最小限にすることなどが重要です。また、患者さんの痛みや便秘など苦痛となる症状も取り除く必要があります。

せん妄評価ツールを用いて、発症リスクをアセスメントし、発症時に早期対応できるように医師と連携し準備をしておきましょう。

POINT

脳室ドレーン挿入の目的は、脳室に貯留した髄液を外部に排出し、脳室の拡大を防ぎ頭蓋内圧亢進を予防することです。脳室ドレナージ管理は、生命の維持には大変重要です。術後はせん妄によるドレーンやルート類の自己抜去などが起こりやすくなるため、せん妄のリスクをアセスメントする必要があります。

起こった状況

症例

70歳代、女性、Aさん。くも膜下出血術後にて脳室ドレーンが挿入されICUに入室しています。術後２日目、鎮静薬を中止し気管挿管チューブは抜去されました。脳室ドレーンの他、さまざまなチューブ類が挿入されています。意識レベルはGCS：E3V3M5となり、声かけにはつじつまが合わず、頭を持ち上げる動作も増えていました。準夜勤務に入って間もなく、Aさんはベッド上で座位になり、脳室ドレーンを抜いてしまいました。

どうしてそうなった?

半覚醒したAさんにはたくさんのチューブが挿入されており、環境の把握もできない状況であると考えられました。覚醒リズムの障害や注意障害によるせん妄が起こるリスクが高い状態です。ベッド上の活動が徐々に増えてきた時点で、ルート類の自己抜去につながらないような対策はとられていませんでした。

どう切り抜ける?

1. 患者さんの安全を確保する

環境の把握ができない患者さんは、予期せぬ行動を起こすことがあります。転倒・転落やその他のルート類の抜去、損傷などの危険があり、看護師はその場を離れず人員を確保する必要があります。同時にベッド周囲の環境整備を行い、患者さんの安全を確保します（図１）。看護師の行動が逆に患者さんの興奮を招いてしまう恐れもあるため、対応は落ち着いた態度と声かけを行い、即座に医師に報告し対応を依頼します。

図1 落ち着いた態度と声かけを行い患者さんの安全を確保する

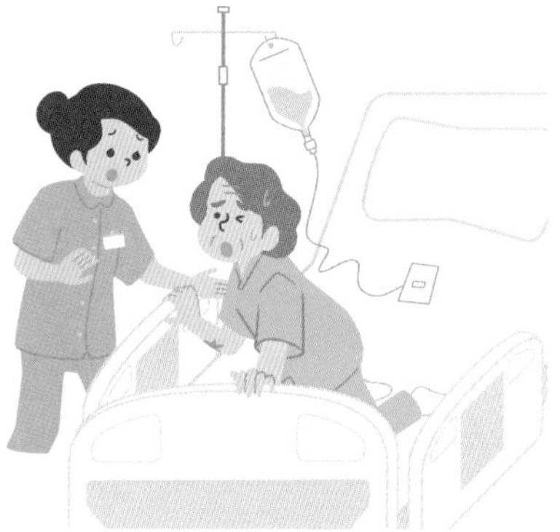

2. ドレーン挿入部への対応と抜去されたドレーンの観察

ドレーンが抜去された創部は、外部と脳室が交通されています。即座に消毒し滅菌ガーゼで覆い、さらにフィルム材で覆い、創部と脳内の感染を予防します。医師が到着したら創部を縫合します。抜去されたドレーンのカテ先や破損の有無を確認し（図２）、脳内からすべて抜去されているかの確認をします。もしも、カテ先が脳内に残ってしまった状態となれば、再開頭術が必要となってしまいます。

図2 ドレーンチューブのカテ先の確認

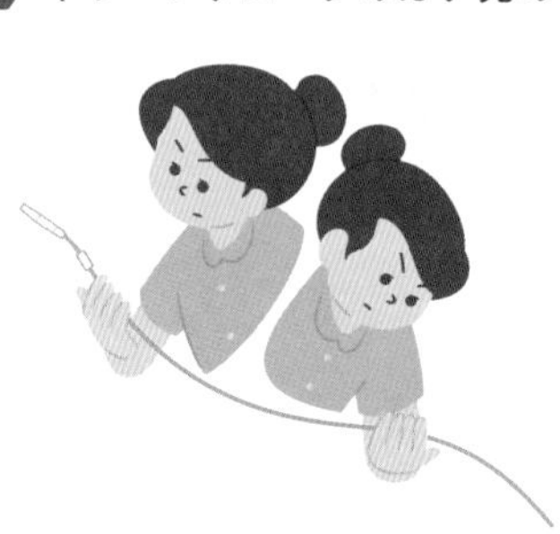

3. ベッドを水平にし、安静を保つ

ベッドを水平にし、頭蓋内圧を高めに維持し、逆行性感染を予防します。頭を持ち上げず、安静が保てるように整え、バイタルサイン、神経所見の観察をします。

4. 頭蓋内圧亢進の観察

脳室ドレーン抜去後は、頭蓋内圧亢進症状の出現が予測されます。自覚症状としては激しい頭痛や悪心・嘔吐、他覚症状としては意識レベル低下や、クッシング現象（血圧上昇・徐脈）（**図3**）、瞳孔異常、痙攣などに注意が必要です。頭蓋内圧亢進は、脳ヘルニアを起こし重篤な意識障害や命の危機に陥ります。状況によっては、再度ドレナージが必要となり、脳室ドレーンの再挿入、またはスパイナルドレナージでの管理を行うこともあります。

図3 クッシング現象

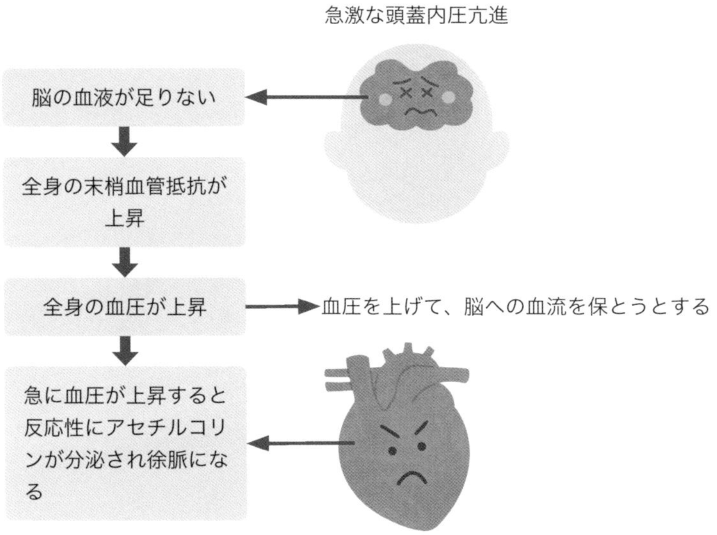

参考文献

1. 小川朝生：自信が持てる！せん妄診療はじめの一歩 誰も教えてくれなかった対応と処方のコツ．羊土社，東京，2020：38-47.
2. 日本脳神経看護研究学会：マンガで学ぶ脳神経疾患患者の急変対応33場面．ブレインナーシング．メディカ出版，大阪，2022：191-194.

036

布団の下で点滴ラインが外れ、大量出血になってしまっていた

接続不良

上門 大介

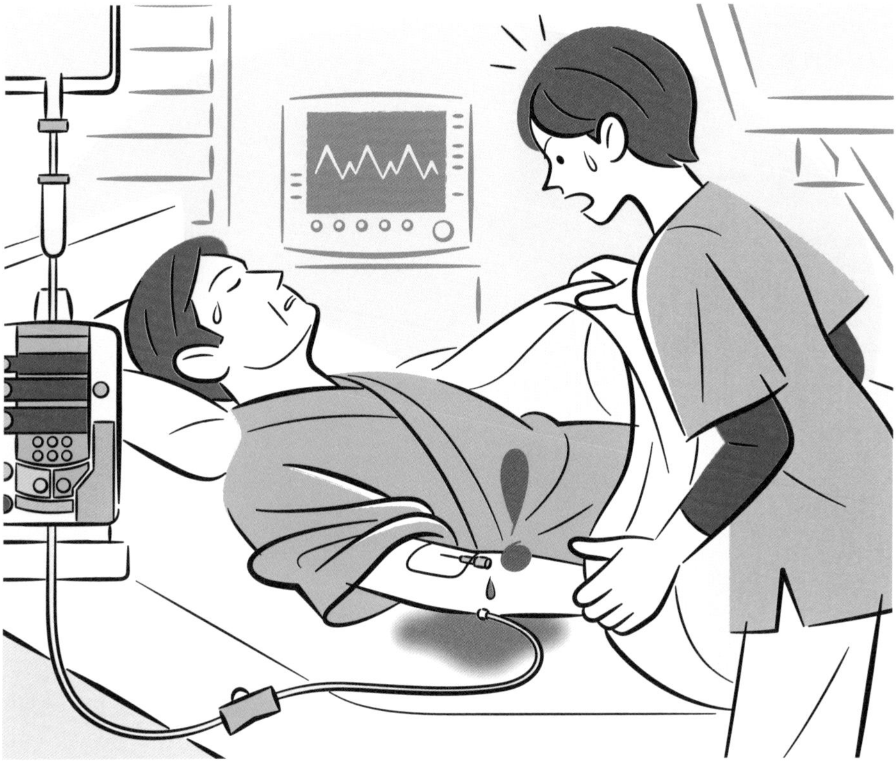

ピンチを切り抜ける鉄則

末梢静脈ラインの目的や必要性を評価する習慣をつけ、末梢点滴は必要最小限になるように心がけましょう。出血による循環の影響を早期発見するためには、爪と皮膚を観察することが重要です。細胞外液補充液の大量・急速投与時には、心不全症状に注意しましょう。

POINT

大量の出血は看護師にとって焦りを感じさせる事象の１つではないでしょうか。そのときの症状だけで安易に「血圧が下がってないから大丈夫」「採血の結果があまり変わってないようでよかった」と観察の手を緩めてしまうと、後々起こりうる重大な循環障害を見逃す危険性があります。

起こった状況

症例

患者Aさんは急性心筋梗塞のため経皮的冠動脈インターベンション（PCI）後にICUへ入室となりました。入室後、抗凝固薬と狭心症治療薬の持続静脈内投与が行われました。

入院２日目、薬剤の持続静脈内投与が終了し、点滴は乳酸リンゲル液のみとなりました。

入院３日目、血圧測定をするために担当看護師が布団をめくると、輸液ラインの接続が外れ、大量の血液で寝具が汚染していることに気づきました。

どうしてそうなった？

1. そもそも点滴が必要な患者さんなのかどうか考える

時折、目的や必要性がはっきりしないまま、末梢静脈ラインが留置されていることがあります。

日頃から末梢静脈ラインの目的や必要性を確認し、不要と判断されれば速やかに抜去するクセをつけるようにしましょう。それを習慣づけることで、自己抜去や感染症などの合併症予防だけでなく、患者さんの快適性も保つことができます。

2. 接続の数が増えるだけ外れる箇所が増えることを意識する

点滴ラインの延長や三方活栓の数が増えると、それだけ接続箇所が増えるため、外れることによるトラブルが起こる可能性も高くなります。必要最小限の接続箇所になるように輸液ラインを組み立てることを常に意識することが大切です。

患者さん自身で安全管理を行うことが難しいと判断された場合には、ロックコネクター式の点滴ライン、エクステンションチューブ（図１）などを活用することも効果的です。

図1 ロック式エクステンションチューブとロックなしエクステンションチューブ

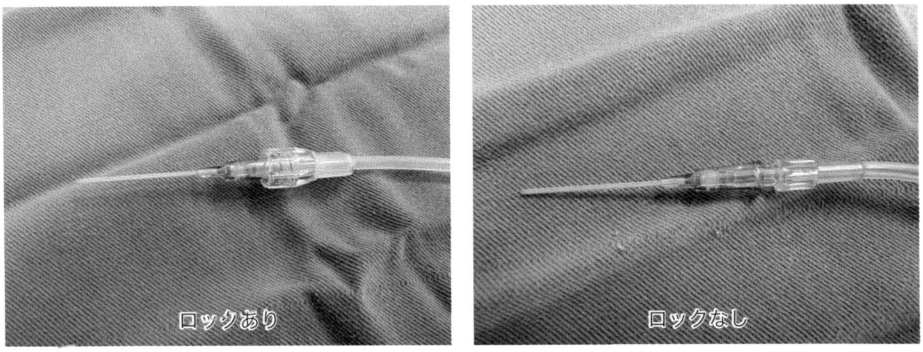

（トップ エックステンションチューブ NP）

どう切り抜ける?

1. 出血が及ぼす身体への影響

出血による循環血液量の減少は、血管内容量が低下することで組織循環不全を引き起こし、さまざまな細胞への酸素やエネルギー供給を低下させます。適切な治療が行われなければ、多臓器不全や心停止となり、死に至る危険性もあります。

出血による循環障害をなるべく早期に発見するためには、毛細血管再充満時間(capillary refilling time：CRT)※1の延長(３秒以上)がないか観察することが重要です。これは循環血液量の10%以上の喪失で見られる症状であり、呼吸や循環のバイタルサインの変化よりも前に現れるため、循環血液量減少性ショックの早期発見に有用だと考えられます(**表１**)。

これに加えてショックの5P(**表２**)にあてはまる症状を観察し、１つでもみられたらショックを疑って対応します。

表１ 循環血液量の喪失割合と症状

循環血液量の喪失割合(%)	症状
10%	●毛細血管再充満時間の延長(３秒以上)
15%	●わずかな頻脈
15〜30%	●頻脈 ●頻呼吸 ●脈圧の狭小化
30〜40%	●収縮期血圧の低下
40%以上	●著明な頻脈 ●頻呼吸 ●収縮期血圧の低下 ●意識障害

表２ ショックの5P

Pallor：顔面蒼白
Prostration：虚脱
Perspiration：冷汗
Pulselessness：脈拍触知不能
Pulmonary insufficiency：呼吸不全

2. 出血によるショック時の対応と観察

循環血液量減少性ショックが疑われる場合、生理食塩液やリンゲル液などの細胞外液補充液の投与が行われます。大量出血の要因となった点滴ラインは感染源になりうる可能性や閉塞によって使用できないこともあるため、20〜16G以上の静脈ラインを新たに２本以上確保しておくことが望ましいです。出血量や身体所見にもよりますがショックと判断された場合１〜2Lの細胞外液補充液を30分程度で投与します[1]。

細胞外液補充液の大量・急速投与を行う場合、急激な前負荷の増加によって、うっ血性心不全や肺水腫を来すことがあるため、呼吸状態には十分注意して観察を行います。

※１**毛細血管再充填時間**(capillary refilling time：CRT)
爪床を５秒間圧迫し、圧迫解除後から色調が戻るまでの時間を指します。通常は２秒未満ですが、３秒以上の延長がある場合、なんらかのショックが疑われます。

引用文献

1. 日本集中治療医学会看護テキスト作成ワーキンググループ編：集中治療看護師のための臨床実践テキスト．真興交易医書出版部，東京，2018：70-72．

参考文献

1. 道又元裕編著：これならわかるICU看護．照林社，東京，2018：8-12，19-22．
2. 道又元裕編：ICUディジーズ―クリティカルケアにおける看護実践．Gakken，東京，2013：140-144．
3. 北別府孝輔：現場対応策３ カテーテル．：重症集中ケア 2015：14（5）：45-51．

037

採血した針を自分の指に刺してしまった！

針刺し

石田 恵充佳

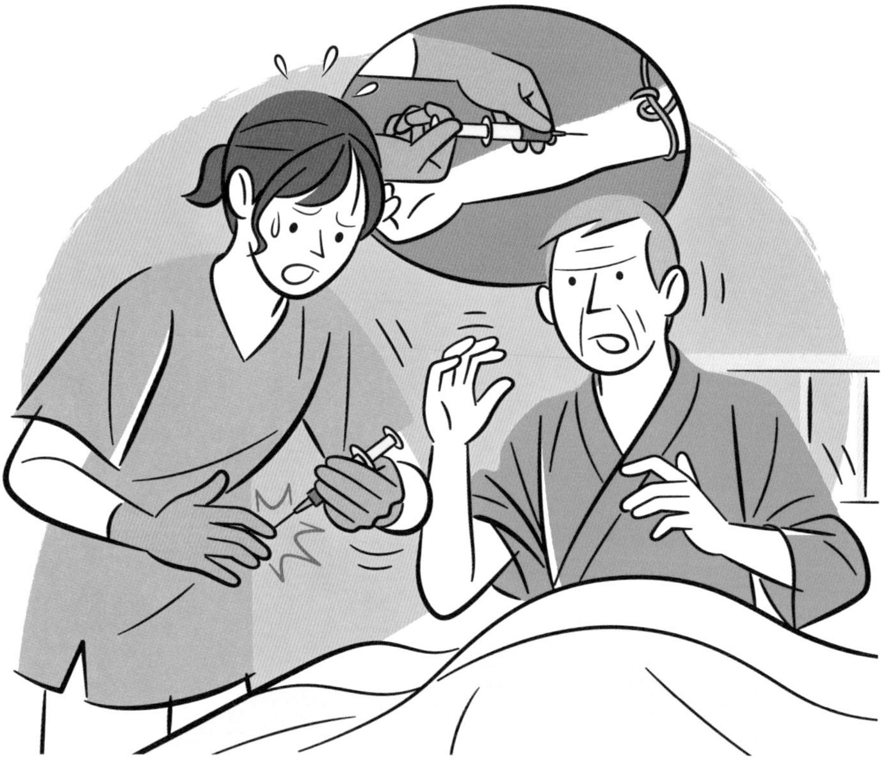

ピンチを切り抜ける鉄則

針刺し直後、施行中の作業を中断し、直ちに針刺し部位を大量の流水と石けんで十分に洗浄します。そして、感染リスク低減のために針刺し後の対応フローに従い行動することが重要です。

POINT

針刺し時に適切な行動がとれないことは、自分自身を重大な感染症罹患リスクにさらすことになります。それを避けるためにも、「針刺し時の適切な行動」を把握しておく必要があります。

起こった状況

症例

Aさん、70歳代、男性。90歳代の母と2人暮らし、娘と息子は独立。アルコール依存症ですが、治療を自己中断中です。ここ数か月は食欲低下ながら、アルコールは飲んでいました。排泄以外はベッドに臥床して過ごしていました。数日前から反応が鈍かったのですが、自宅で経過を見ていました。この日、母の呼びかけにも反応がなかったため救急車にて来院、ウェルニッケ脳症、低栄養、脱水の診断で入院となりました。

入院後に輸液を投与し、意識レベルは徐々に改善しましたが、辻褄の合わない言動や起き上がりなどの体動も見られるようになりました。新人看護師が医師の指示にて採血中に、Aさんは「痛いだろ！やめろ」と叫び激しく動きました。その際に看護師は、採血した針を自分の指に刺してしまいました。

どうしてそうなった？

Aさんは、入院後、意識変容がありアルコール離脱症状によるせん妄であったことが考えられます。現状の認知ができないことで治療や処置の協力が得られにくい状況であったことが考えられます。看護師Bは採血時のAさんの行動予測が不十分であったこと、採血時の針刺し危険予知のアセスメントも不足していたことが考えられます。

どう切り抜ける？

1. 誤って針刺しをしたときは、直ちに流水で十分に洗浄する

針刺し直後、施行中の作業を中断します。この事例では、採血の途中でしたので、直ちに応援を呼び、針刺しの事実を伝え、患者さんの安全確保を他スタッフへお願いして、すぐに針刺し部位を大量の流水と石けんで十分に洗浄することが必要です。それから、リーダー看護師や管理師長へ報告します。

2. 患者さんの感染症と自分のワクチン接種歴や抗体価を確認する

針刺しによる血液曝露は、血液媒介感染症のリスクです。血液を介して感染するリスクのある感染症は、B型肝炎ウイルス(HBV)、C型肝炎ウイルス(HBC)、ヒト免疫不全ウイルス(HIV)、梅毒、ヒトT細胞白血病ウイルス1型(Human T-cell leukemia virus type 1：HTLV-1)などが挙げられます。感染リスクの点から、針刺し時に感染しうる病原体として、HBV、HCV、HIVが重要となります。

まず、曝露源の患者さんのHBs抗原(HBs抗原が陽性であれば現在B型肝炎に感染している)、HCV抗体(陽性なら現在HCVに感染しているか、もしくは過去に感染したことがある)、HIV抗体などから感染性を確認します。それから、針刺ししたスタッフのHBVワクチン接種歴およびHBs抗原/抗体価、HCV抗体価、HIV抗体により、針刺し(曝露)後予防策とフォローアップの方法が異なるため、健康診断時にそれらの結果にも着目し確認しておきましょう。

3. 針刺後の対応フローに沿った行動をしよう

針刺しによる感染成立のリスクは、HBV30%程度、HCV3%程度、HIV0.3%程度とされています[1-3]。針刺しによる感染リスク低減のために、所属施設の針刺し時の対応フローに従い行動することが重要となります(図1)。

図1 HBV、HCV、HIVによる針刺し・切創、皮膚・粘膜曝露発生時の処置

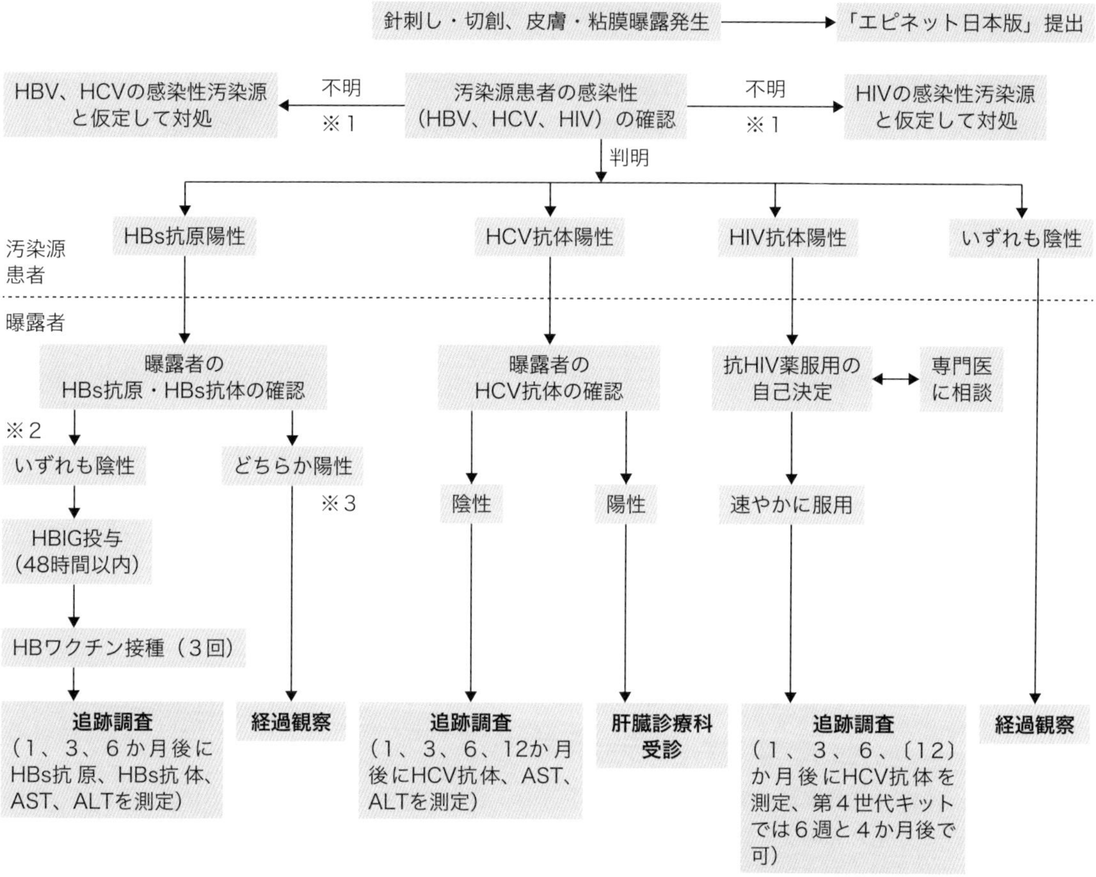

※1　曝露源不明の場合や患者さんが同定できても検査の同意が得られない場合や検査実施が不可能の場合は、HBV、HCVの曝露源と仮定して対処する。HIV感染の曝露の可能性がある場合はHIV曝露源と仮定して対処する。
※2　曝露者のHBs抗原・HBs抗体の検査結果が24時間(遅くとも48時間)以内に判明しない場合は、結果を待たずにHBIGの投与を考慮してもよい。
※3　HBVキャリア(HBs抗原とHBs抗体がともに陽性、またはHBs抗原陽性でHBs抗体陰性)の場合は、肝臓診療科受診を勧める。
国立大学附属病院感染対策協議会編：VI. 針刺し・切創, 皮膚・粘膜曝露. 病院感染対策ガイドライン2018年版(2020年3月増補版). じほう, 東京, 2020：268. より引用

HBVは特に感染力が強く、乾燥した環境表面でも数日間にわたって感染力を維持することもあるため、血液曝露リスクのある職員はワクチン接種により十分量の抗体価(CLEIA法で10mIU/mL以上)を獲得する必要があります。ここで注意しておきたいことは、ワクチン接種により獲得したHBs抗体力価は経年変化するため、前述したように、健康診断時の結果の確認や、所属施設の感染担当者の指示に従った行動が自身の身を守るためにも重要となります(図2)。

図2 医療従事者の針刺し事故後のB型肝炎感染予防

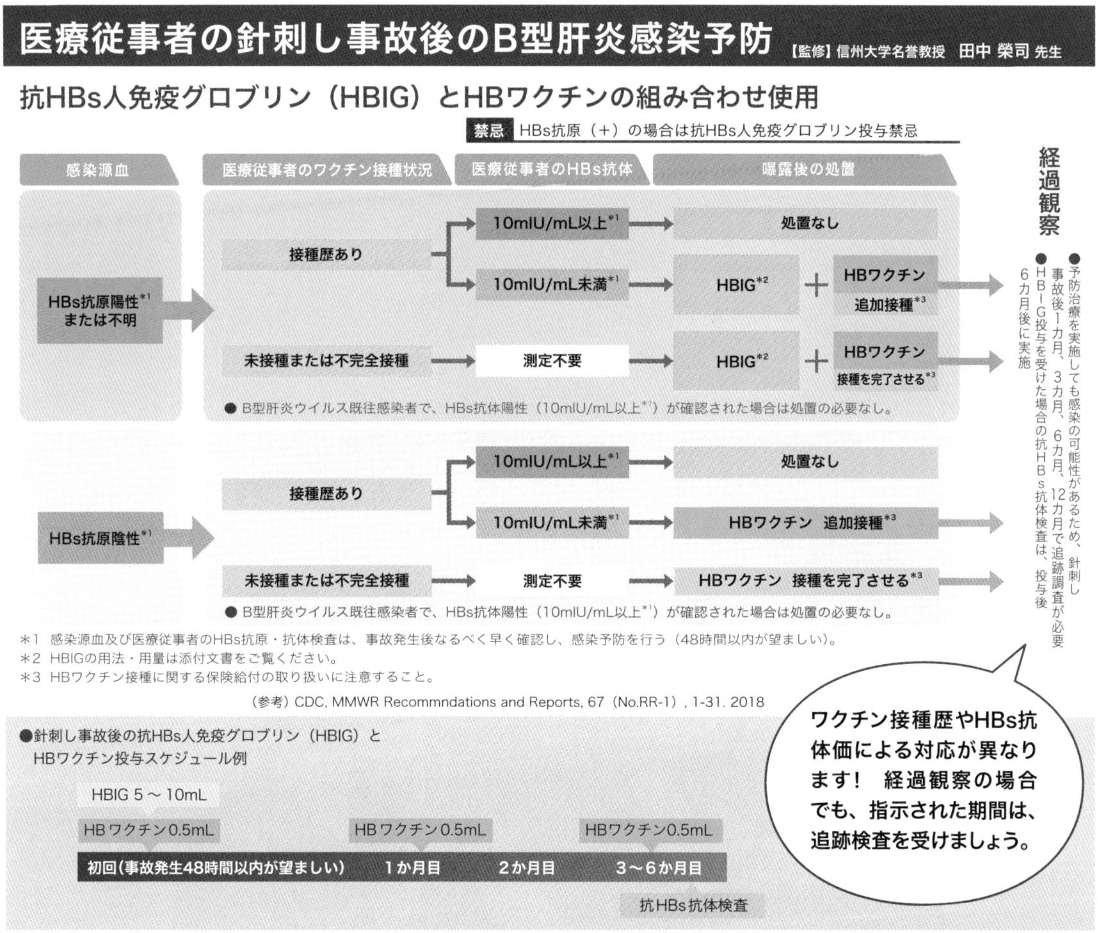

日本血液製剤機構：医療従事者の針刺し事故後のB型肝炎感染予防．https://www.jbpo.or.jp/med/di/file/hbg_51128.pdf（2024/3/18アクセス）

HCVに関しては、現在のところ、針刺し後の有効な感染予防薬はないため、指示通りの期間の追跡検査の結果に応じて行動しましょう。

HIVはHBVやHCVと比較してその感染力はきわめて弱く、世界的にも職業的曝露によるHIV感染例は少ないのですが[3]、曝露源がHIV陽性者の場合の対処としては、針刺しした者は速やかに抗HIV薬を服用すべきかを専門医と相談し、決定する必要があります。

引用・参考文献

1. 日本環境感染学会：医療法人のためのワクチンガイドライン 第３版．環境感染誌　2020；35：S1-S4．
2. 職業感染制御研究会：血液体液曝露後の対応．2018．http://jrgoicp.umin.ac.jp/index_infection_3.html（2024/3/18アクセス）
3. 国立大学附属病院感染対策協議会編：VI．針刺し・切創,皮膚・粘膜曝露．病院感染対策ガイドライン2018年版（2020年３月増補版）．じほう，東京，2020：266-277．
4. エイズ治療・研究開発センター：血液・体液曝露事故（針刺し事故）発生時の対応．https://www.acc.ncgm.go.jp/medics/infectionControl/pep.html（2024/3/18アクセス）

038

創部痛を訴えたためアセリオ®を投与すると、興奮気味に多弁となり呂律障害も認めた。確認するとポプスカイン®だった!

薬剤誤投与

横山　亮

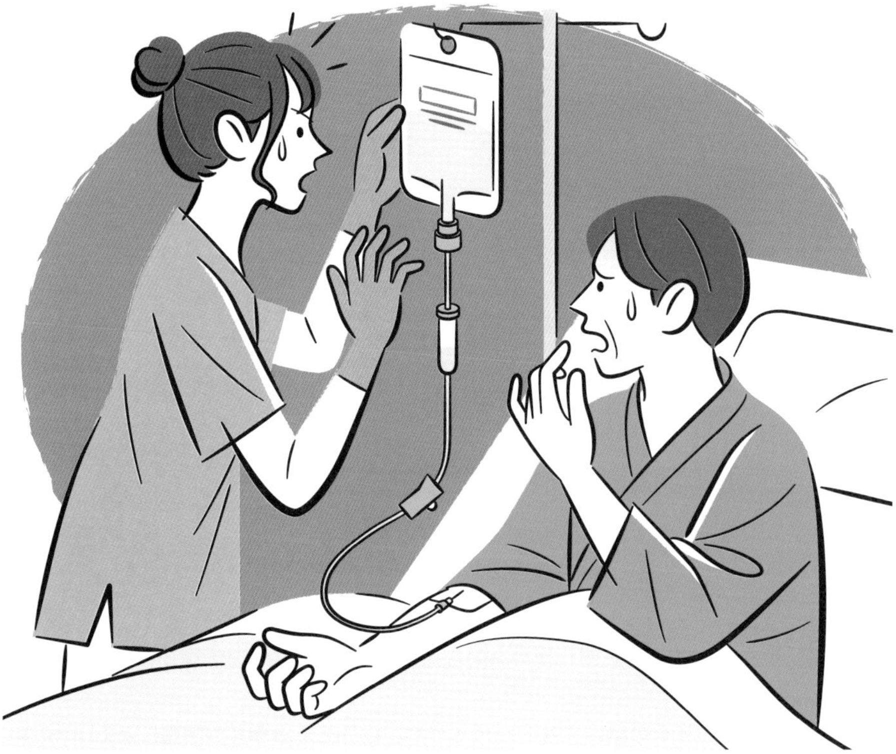

ピンチを切り抜ける鉄則

局所麻酔薬中毒の可能性は常に考慮し、症状を早期に発見して適切な処置を行うことが重要です。

局所麻酔薬による副作用でどのような症状が出るかを把握しておくことで、早急な対応が可能となります。

重症化をさせないためにも、疑う所見がある場合は速やかに連携し治療を行いましょう。

POINT

点滴製剤には外観が似ている製剤が多く存在します。そのため、誤った薬剤を投与しないように注意することが必要です。

誤った薬剤を投与してしまった際は、どのような副作用が出るのか、バイタルサインなど何を観察する必要があるのか、症状がある場合はどのような対応をとるのかを知っておくことが重要です。

起こった状況

症例

虫垂炎の手術で入院した患者Aさん、術後に創部痛を訴えたため痛み止めの点滴を実施することになりました。

看護師Bは、病棟配置薬より「アセリオ」と表示されたカゴから100mLのソフトバッグ製剤を取り出し、薬剤名を確認せず注射ラベルを貼付しました。看護師Cは注射ラベルを確認してAさんに点滴を開始しました。点滴開始後Aさんが多弁となり呂律障害も認められたため、看護師Cが点滴を確認したところポプスカイン®を点滴していることに気がつき、どう対応すればよいかわからずオロオロしています。

どうしてそうなった?

薬剤取り違いの原因の１つは、外観が似ていることです。今回のアセリオとポプスカイン®もパッケージがよく似ています(**図１**)。

ポプスカイン®は局所麻酔薬であり、硬膜外投与・硬膜外麻酔・伝達麻酔で使用されます。誤って点滴静注で投与されたため、局所麻酔薬中毒の症状が発現したと考えられます。

局所麻酔薬の中枢神経系への作用は、初期には大脳皮質の抑制系の遮断に伴う刺激症状から、多弁、呂律障害、興奮、めまい、視力・聴力障害、痙攣などの症状が現れます。その後、興奮系の遮断が生じると意識消失、呼吸停止などの症状が現れます。

また、神経症状に伴って心血管系の症状として、高血圧、頻脈、心室期外収縮が現れます。その後、洞性徐脈、低血圧、心停止などの抑制徴候が現れます。

図1 アセリオ(テルモ株式会社)とポプスカイン®(丸石製薬株式会社)

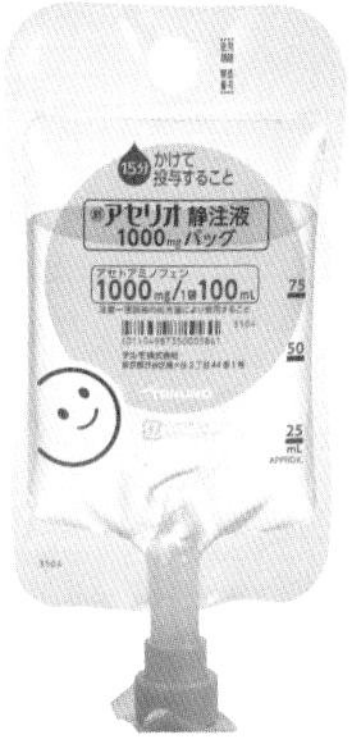

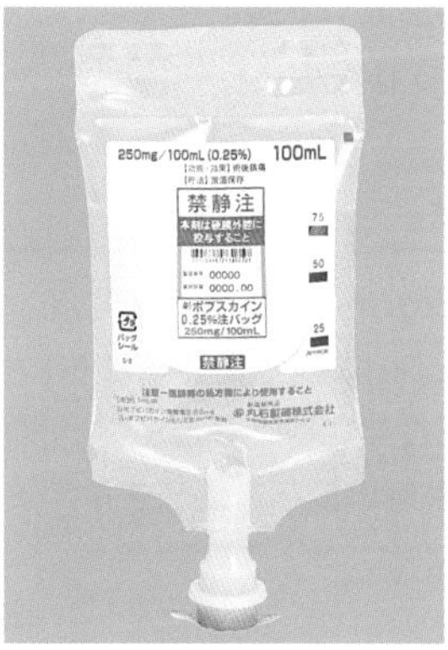

どう切り抜ける?

局所麻酔薬中毒の発症時間はさまざまで、半数の症例では投与後50秒以内、また４分の３の症例では使用後５分以内に症状が発現します。血管内への直接の注入による「即時型」と、組織からの移行や活性型の代謝物の蓄積に伴う「遅延型」とがあります。

単回投与の場合においても、投与後15分以上経過して発症することもあるので、大量に使用した場合は少なくとも30分間は観察することが必要です。

1. 局所麻酔薬中毒が疑われた場合

局所麻酔薬中毒が疑われた場合は、以下のように対応します。

①局所麻酔薬の投与の中止
②応援の要請
③血圧・心電図・パルスオキシメーターの装着
④静脈ラインの確保
⑤気道確保および100%酸素投与、必要に応じて気管挿管、人工呼吸
⑥痙攣の治療の準備(ベンゾジアゼピン系が推奨)

2. 重度の低血圧や不整脈を伴う場合

重度の低血圧や不整脈を伴うときは、以下のように対応します。

①20%脂肪乳剤の投与
②標準的な手順に従って蘇生を開始(頻脈・不整脈に対してリドカインは使用しない)
③体外循環の準備

重度の低血圧や不整脈が認められない場合は、注意深い観察のもとで、20%脂肪乳剤の投与を考慮しつつ対症的な治療を行います。いずれの場合も患者さんを監視と直ちに治療ができる場所に移し、観察を続けることが重要です。

3. 脂肪乳剤の投与理由と投与方法

脂肪乳剤により局所麻酔薬の取り込みが起こり、血中濃度が低下します。

また、局所麻酔薬が脳・心筋といった主要臓器から筋肉や肝臓に運搬され、体内からの排泄が促されます。そのため、局所麻酔薬中毒では脂肪乳剤の投与が推奨されます。

20%脂肪乳剤の投与方法(**図2**)

①1.5mL/kgを約1分かけて投与。その後0.25mL/kg/minで持続投与開始。
②5分後、循環の改善が得られなければ再度1.5mL/kgを投与するとともに持続投与量を2倍の0.5mL/kg/minに上昇。さらに5分後に再度1.5mL/kgを投与(bolus投与は3回が限度)
③循環の回復・安定後もさらに10分間は20%脂肪乳剤の投与を継続する

図2 体重50kgの場合の投与方法

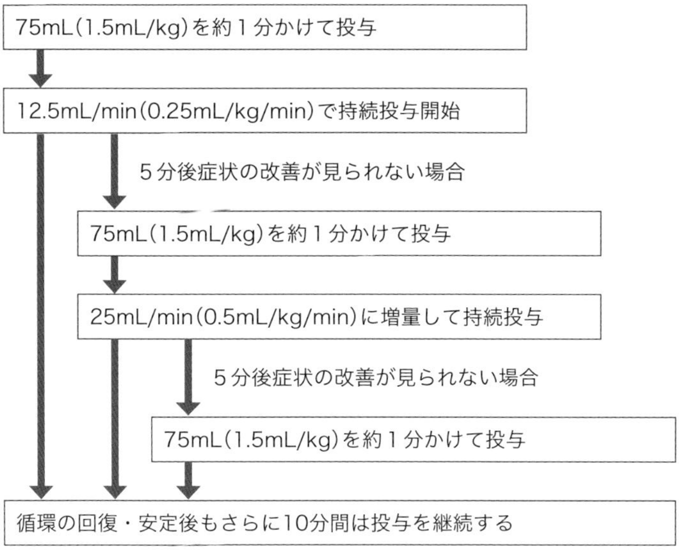

文献

1. 日本麻酔科学会：局所麻酔中毒への対応プラクティカルガイド．2017年6月制定．
2. 小田裕：Lipid resuscitation 投与法とメカニズム，副作用についてのupdate．日臨麻会誌 2019；39(3)：287～295．
3. 西川精宣，森隆：局所麻酔中毒．日臨麻会誌 2019；39(4)：391～399．

039

高カロリー輸液の側管より、抗菌薬ゾビラックスをつなげ投与した。点滴ライン内で結晶ができてしまった！

薬剤誤投与

山口 貴子

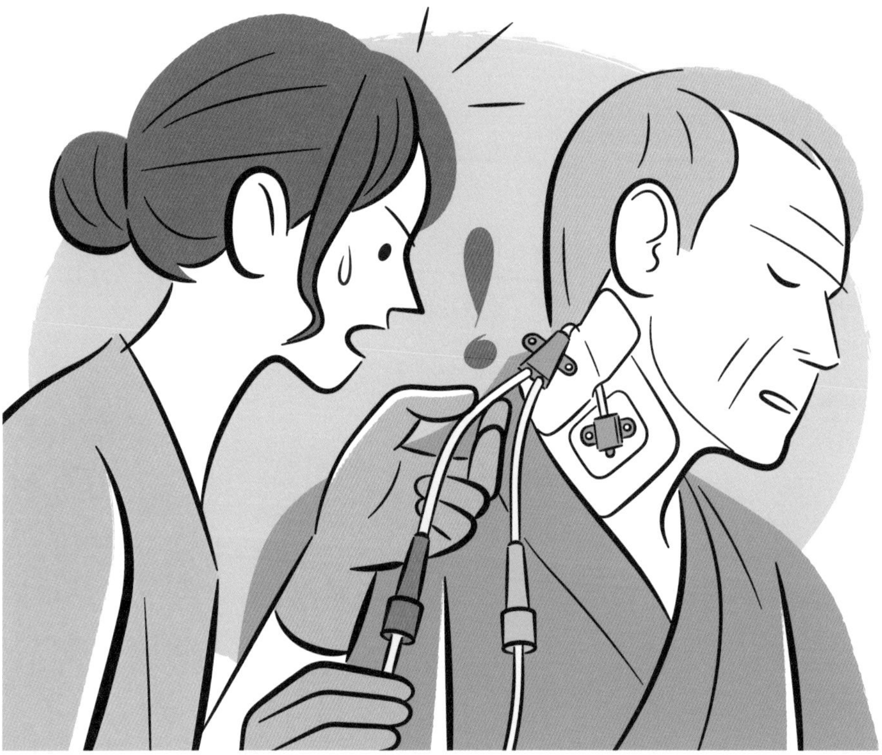

ピンチを切り抜ける鉄則

薬剤に対する知識を持って、危険に気がつく感性を磨くことが重要です。また、薬剤に関する知識豊富な薬剤師の協力を得て、安全なシステムを作ることで、配合変化のリスクを減らすことができます。

POINT

臨床で最も多い配合変化の原因は、pHの移動に伴う化学的な配合変化です。pHに依存して配合変化を生じやすい薬剤は、酸性や塩基性の強い注射剤です。ゾビラックスは強アルカリ性製剤で、高カロリー輸液製剤との同一ラインでの投与は避ける必要があります。

起こった状況

症例

肺がんに対して化学療法を行っている患者Aさん。入院中に帯状疱疹を合併し抗ウイルス化学療法剤ゾビラックスの点滴静脈注射を行うことになりました。Aさんは中心静脈カテーテルダブルルーメンよりニカルジピン塩酸塩が持続投与されていたため、高カロリー輸液（ハイカリック１号液）が投与されているもう一方の点滴ラインの側管からゾビラックスを投与しました。開始直後、ゾビラックスを投与したライン内に白濁・結晶を認め（**図１**）、看護師は戸惑っています。

図1　混濁した中心静脈カテーテル

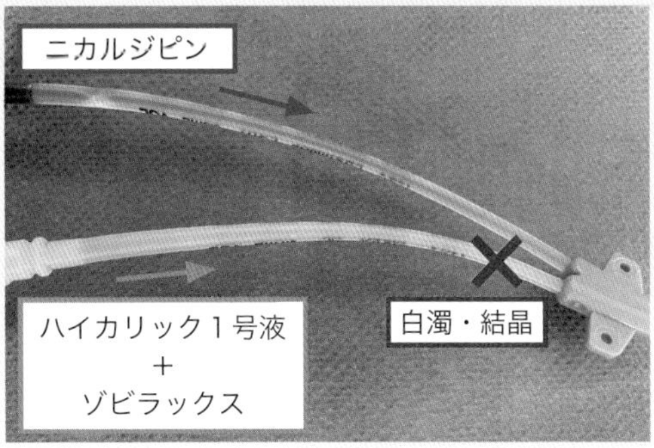

どうしてそうなった?

これは、ハイカリック１号液とゾビラックスが同一ルートから投与されたことにより配合変化が起こった状態です。

配合変化の要因は大きく分けると「物理的要因」と「化学的要因」に分類されます。物理的要因は輸液ラインなど機器への吸着であり、化学的要因は、薬剤どうしのpHの変化による配合変化や光などによる分解です。この症例の配合変化の原因は、pHの移動に伴う化学的な配合変化であり、臨床でこれが最も多いと言われています。

pHに依存して配合変化を生じやすい薬剤は、酸性や塩基性の強い注射剤です。ゾビラックスは、pH10.4の強アルカリ性製剤です。それに対して、高カロリー輸液製剤のpHは酸性に調整されているため、同一ラインでの投与は避けなくてはなりません。

どう切り抜ける?

配合変化が生じると、力価が低下して薬剤の期待した効果が得られないだけでなく、カテーテルの閉塞や、結晶など不溶物が血管内に流入することで患者さんの健康被害につながる可能性もあります。この症例のような白濁・結晶を認めた場合は、直ちに投与を中止し、中心静脈カテーテル内の白濁・結晶は吸引しましょう。

もう一方のラインから投与されていたニカルジピン塩酸塩もpH3.0〜4.5と安定範囲が狭いため、配合変化を起こしやすい代表的な薬剤です。また、薬剤がフラッシュされることで循環動態に変化を来すため、ニカルジピン塩酸塩投与ラインの側管からゾビラックスを投与することもできません。この場合は、高カロリー輸液を一時的に止め、ゾビラックスを単独で投与する、また、前後に生食でフラッシュしライン内での薬剤の混合を防ぐなどの対応が必要です。

しかし、まずは配合禁忌であることに気がつかなくては対応もできません。そのため、以下の対策が重要です。

1. 気づく：薬剤投与前にいったん立ち止まる

薬剤を投与する前に「本当にこれで大丈夫か？」といったん立ち止まることが大切です。

2. 知識を持つ：配合変化を起こす代表的な薬剤の組み合わせや薬剤の特徴を把握する

配合変化を起こす薬剤の組み合わせの数は膨大であり、すべて把握するのは困難です。しかし、配合変化を起こしやすい薬剤や薬剤の特徴を知ることは予防への第一歩につながります。そのため、配合変化を起こしやすい注射剤は知っておくとよいでしょう(**表1**)。

表1 pHの変化による配合変化を起こしやすいアルカリ性注射剤と酸性注射剤(一部抜粋)

■アルカリ性注射剤(pH＞7)

一般名	商品名	薬効	pH
フェニトインナトリウム注射液	アレビアチン®注	抗けいれん剤	約12.0
注射用アシクロビル	ゾビラックス点滴静注用	抗ウイルス化学療法剤	約10.4
注射用ランソプラゾール	タケプロン®静注用	プロトンポンプ・インヒビター	10.6～11.3
オメプラゾールナトリウム注射剤	オメプラゾール注射用	プロトンポンプ・インヒビター	9.5～11.0
注射用カンレノ酸カリウム	ソルダクトン®静注用	注射用抗アルドステロン剤 水分・電解質代謝改善剤	9.0～10.0
含糖酸化鉄注射液	フェジン®静注	鉄剤	9.0～10.0
アセタゾラミドナトリウム注射剤	ダイアモックス®注射用	炭酸脱水酵素抑制剤	9.0～10.0
フロセミド注射液	ラシックス®注	利尿・降圧剤	8.6～9.6
アミノフィリン注射液	ネオフィリン®注	強心・喘息治療剤	8.0～10.0
アンピシリンナトリウム・ スルバクタムナトリウム	スルバシリン®静注用	β-ラクタマーゼ阻害剤配合 抗生物質製剤	8.0～10.0
アンピシリンナトリウム	ビクシリン®注射用	ペニシリン系抗生物質製剤	8.0～10.0
フェノバルビタールナトリウム	フェノバール®注射液	鎮静・抗けいれん剤	7.5～9.4
注射用セフォゾプラン塩酸塩	ファーストシン®静注用	セフェム系抗生物質製剤	7.5～9.0
炭酸水素ナトリウム注射液	メイロン静注	アシドーシス治療薬	7.0～8.5

■酸性注射剤(pH＜3)

一般名	商品名	薬効	pH
ミノサイクリン塩酸塩	ミノマイシン®点滴静注用	テトラサイクリン系抗生物質製剤	2.0～3.5
ブロムヘキシン塩酸塩	ビソルボン®注射液	気道粘液溶解剤	2.2～3.2
ノルアドレナリン注射液	ノルアドレナリン®注	血圧上昇剤	2.3～5.0
メトクロプラミド注射液	プリンペラン®注射液	消化機能異常治療薬	2.5～4.5
塩酸バンコマイシン点滴静注用	塩酸バンコマイシン点滴静注用	グリコペプチド系抗生物質製剤	2.5～4.5
モルヒネ塩酸塩注射液	モルヒネ塩酸塩	モルヒネ系製剤	2.5～5.0
ドブタミン塩酸塩	ドブトレックス®注射液	急性循環不全改善薬	2.7～3.3
プロプラノール塩酸塩	インデラル®注射液	β遮断性不整脈・狭心症治療薬	2.8～3.5
ミダゾラム	ドルミカム®注射液	催眠鎮静剤	2.8～3.8

※各注射剤の添付文書より

3. チーム医療で安全なシステムをつくる

薬剤師との連携、チーム医療により薬物療法を行う患者さんに安全な医療を提供することができます。

1)システムによる情報提供や注意喚起

当院では、配合変化回避のために、配合変化の多い薬剤や溶解に注意が必要な薬剤では、「単独投与」や「前後生食フラッシュ」を行うようオーダリングシステムで自動的に印字され、情報提供されるシステムを活用しています(図2)。

図2 オーダリングシステムによる注意喚起

1 / 6
B－4　(　　)　入院一般
実施日：2023年[redacted]月[redacted]日　耳鼻咽喉科
0021953381　ｵｰﾀﾞNO：32297273
ﾃｽﾄ 1　発行日：2023年[redacted]月[redacted]日
テスト　1様
RP 1　ワンショット静注
オメプラゾール注射用20mg「日医　1 瓶
(メイン混注不可、前後フラッシュ　)
指示枠1番目
----------以下余白----------
【点滴ラベル】

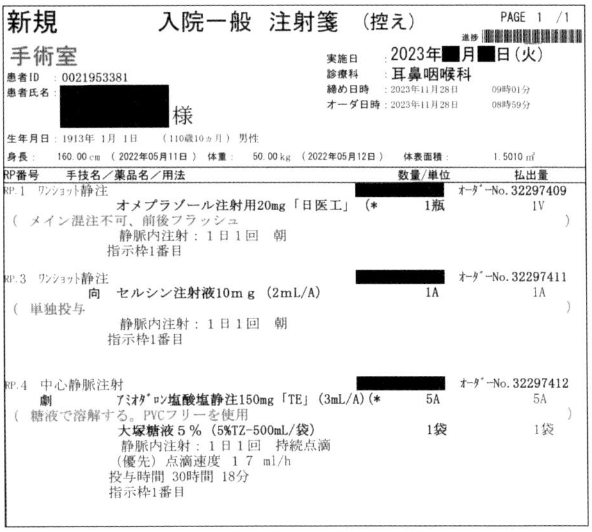

新規　入院一般　注射箋　(控え)　PAGE 1 /1
進捗
手術室
患者ID：0021953381
患者氏名：[redacted]様
実施日：2023年[redacted]月[redacted]日(火)
診療科：耳鼻咽喉科
締め日時：2023年11月28日　09時01分
オーダ日時：2023年11月28日　08時59分
生年月日：1913年 1月 1日　(110歳10ヵ月) 男性
身長：160.00 cm (2022年05月11日) 体重：50.00 kg (2022年05月12日) 体表面積：1.5010 ㎡

RP番号	手技名／薬品名／用法	数量/単位	払出量
RP.1	ﾜﾝｼｮｯﾄ静注	[redacted]	ｵｰﾀﾞｰNo. 32297409
	オメプラゾール注射用20mg「日医工」(*	1瓶	1V
	(メイン混注不可、前後フラッシュ　)		
	静脈内注射：1日1回　朝		
	指示枠1番目		
RP.3	ﾜﾝｼｮｯﾄ静注	[redacted]	ｵｰﾀﾞｰNo. 32297411
	向　セルシン注射液10mg (2mL/A)	1A	1A
	(単独投与　)		
	静脈内注射：1日1回　朝		
	指示枠1番目		
RP.4	中心静脈注射	[redacted]	ｵｰﾀﾞｰNo. 32297412
	劇　ｱﾐｵﾀﾞﾛﾝ塩酸塩静注150mg「TE」(3mL/A)(*	5A	5A
	(糖液で溶解する。PVCフリーを使用　)		
	大塚糖液5% (5%TZ-500mL/袋)	1袋	1袋
	静脈内注射：1日1回　持続点滴		
	(優先) 点滴速度 17 ml/h		
	投与時間 30時間 18分		
	指示枠1番目		

配合変化の多い薬剤や溶解に注意が必要な薬剤では、注射箋と点滴ラベルに「メイン混注不可・前後フラッシュ」や「単独投与」「〇〇での溶解禁止」等、自動的に印字され情報提供される。また、PVC製の点滴ルートで残存率の低下する薬剤では「PVCフリー」の点滴ルートを使用するよう注意喚起されている。

2)配合変化表の作成

集中治療室での管理など濃度の高い複数の注射剤を同時投与する場合、ルート管理はより複雑となります。当院では薬剤部に配合変化早見表の作成を依頼し、ルート管理に活用しています。診療科や部署によって頻用する薬剤での配合変化表をあらかじめ作成しておくと役立ちます。

参考文献

1. 名徳倫明：点滴ラインにおける配合変化. 薬局 2019；70(9)：1734-1742.
2. 石井伊都子：注射薬調剤監査マニュアル2023. エルゼビア・ジャパン, 東京, 2023.

040

「一硝酸イソソルビド」と「硝酸イソソルビド」の処方間違いがあったのに、そのまま患者さんに渡してしまった！

薬剤誤投与

山口 貴子

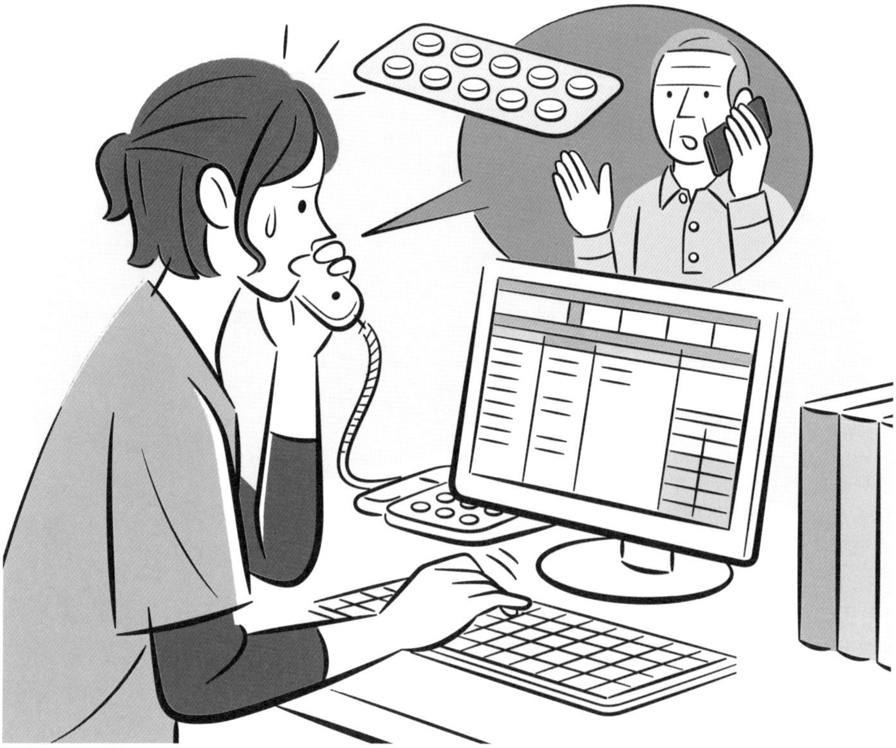

ピンチを切り抜ける鉄則

類似した名称の薬剤があることを知り、危険を予知しましょう。また、治療の主役である患者さんを医療に参画させることは安全な医療の提供につながります。

POINT

間違った処方薬を患者さんが服薬することを未然に防ぐための対策として以下のことがあります。①似ている名称の薬剤を認識する、②多職種で協力する、③患者さんの医療への参加を促す。

また、患者さんが疑問をもったときに何でも確認できるよう、普段から患者さんとのコミュニケーションを大切にします。

起こった状況

症例

冠攣縮性狭心症のため循環器内科にかかりつけの患者Aさん。「内服薬を誤って捨ててしまい、明日から受診までの薬が足りなくなってしまった」と２日分の薬の処方を希望し、夜間救急外来に来院されました。看護師は、外来当直医と一緒に当直をしていた研修医から処方箋を受け取りAさんに手渡しました。翌朝「もらった薬が普段飲んでいる薬と名前が違っている」とAさんから問い合わせがあり、カルテを確認すると、「一硝酸イソソルビド」と「硝酸イソソルビド」の処方間違いがあり、そのままAさんに処方箋を渡してしまったことに気がつきました。

どうしてそうなった?

平成24年度診療報酬改定において、「一般名処方加算」（**表１**）が算定されるようになったことから、処方箋を一般名で表示する施設が増えています。電子カルテを用いた処方では３文字以上の薬剤名を入力すると、その文字を含む薬剤の一般名が表示され、一覧の中から薬剤を選択するシステムとなっているのが一般的です。

表1 一般名処方加算とは

一般名で処方箋を発行することにより得られる加算。一般名で処方をすることでジェネリック医薬品の使用を推進することができる。それにより、以下のメリットが得られる。
・患者さんの負担が減る
・医療費の削減効果がある
・薬局が多くの在庫をかかえずに柔軟に対応できる
・医薬品の偏在を解消できる

薬剤は、後発品などにより同様の薬剤でもさまざまな名称があります。数千もある薬剤すべてを覚えることは不可能ですが、電子カルテシステムにより効率的に処方が行えます（**図１**）。しかし、薬剤の選択ミスが起こりうるため注意が必要です。この症例は類似した名称の薬剤を誤って選択したことにより、処方ミスが生じたケースです。看護師も処方された内容の確認を行わずに処方箋を患者さんに渡したために間違いに気づくことができませんでした。また、薬を受け取った薬局もかかりつけでなく、お薬手帳も持参していなかったため、医師➡看護師➡薬剤師のチェック機構をすり抜けてしまいました。

図1 電子カルテによる処方検索システム

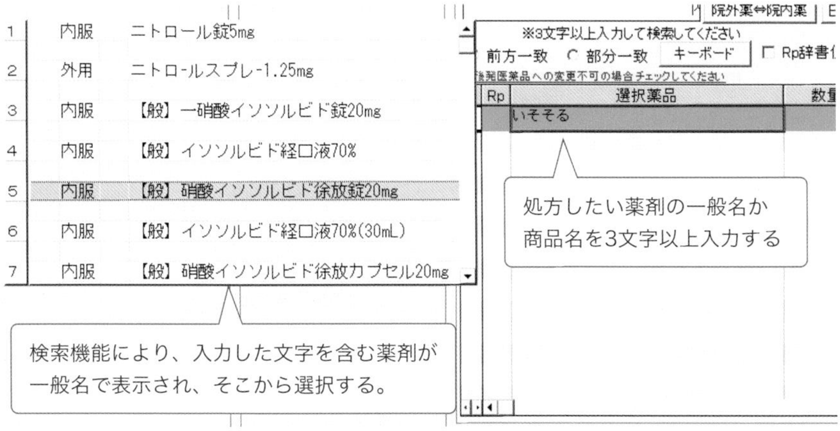

どう切り抜ける?

Aさんは冠攣縮性狭心症に予防のため、第一選択である「カルシウム拮抗薬」に加えて、硝酸薬である「一硝酸イソソルビド」を内服していました。一硝酸イソソルビドは長時間作用し血中濃度も安定しています。一方、硝酸イソソルビドは作用時間が短いため、徐放剤や経皮薬とするなど工夫されています(**表2**)。今回の処方間違いは、Aさんにとって大きな影響はないと主治医が判断したため、次の受診までは、そのまま硝酸イソソルビドの内服を継続するよう説明し対応しました。しかし、患者さんは不安感を抱いている可能性もあるので、十分な説明を行う必要があります。

表2 **硝酸薬の作用と種類**

●作用

・静脈・動脈血管の拡張作用により心臓の前負荷・後負荷を軽減し心筋の酸素需要量を減少させる
・冠動脈拡張作用により冠血流を増加させ、心筋の酸素供給量を増加させる

●種類

一般名	商品名
ニトログリセリン(NTG)	ニトロペン® ミオコール®
硝酸イソソルビド(ISDN)	ニトロール® フランドル®
一硝酸イソソルビド(ISMN)	アイトロール®

間違った処方薬を患者さんが服薬することを未然に防ぐための対策として以下のことを行いましょう。

1. 似ている名称の薬剤を認識する

カルデナリン®とカンデサルタンは高血圧の治療薬として用いますが、作用機序はまったく異なる薬です。アイトロール®(硝酸薬)とアロシトール®(高尿酸血症治療剤)やアレロック®(アレルギー性疾患治療剤)とアテレック®(降圧剤)、ノルバスク®(降圧剤)とノルバデックス®(抗乳がん剤)はまったく作用が異なります。このように作用のまったく異なる薬剤でも商品名が類似しているものもあり、その場合の処方間違いでは、患者さんに大きな影響を及ぼす可能性があります。似ている名称の薬剤は把握し、リスクを予見しましょう。

2. 多職種で協力する

診療科をローテートしている研修医の処方や、医師が普段使用し慣れていない専門診療科以外の薬剤を処方する場面などでは、特に間違いが生じやすくなります。医師はもちろん、そこにかかわる多職種でお互い注意をはらって確認行為を行いましょう。

3. 患者さんの医療への参加を促す

患者さんが自分自身の病気と治療を理解することは医療安全にも有効です。本症例も医師→看護師→薬剤師のチェックをすり抜け処方されたものの、間違いに患者さん自身が気づいて確認行為をしています。患者さんが疑問をもったときに何でも確認できるよう、普段から患者さんとのコミュニケーションを大切にしましょう。

参考文献

1.　石川雅彦：処方間違いを防ぐには.臨床研修プラクティス2007；14(7)：16-22.

041

別の疾患のために転院してきたリウマチ患者に、持参薬のメトトレキサートを連日投与した

薬剤誤投与

小暮 宗介

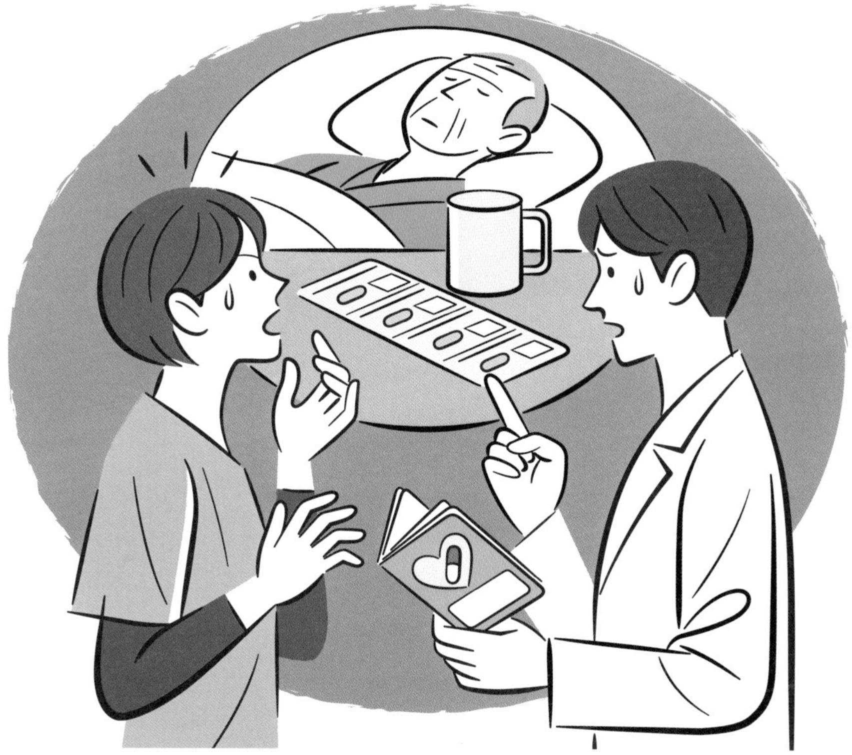

ピンチを切り抜ける鉄則

最大のポイントは、速やかに多職種と情報共有し、適切な処置を開始することです。特に薬剤の過量投与については、患者さんを注意深くモニタリングし、必要に応じて拮抗薬を投与します。また、これから出現すると想定される副作用に対する事前の準備も必要となります。

POINT

薬剤の誤投与は、たびたび発生しています。特に、メトトレキサートの過量投与に関するアクシデントは、日本医療機能評価機構から医療安全情報として注意喚起がされています。

起こった状況

症例

週末の夜間に救急外来を受診し、緊急入院となった80歳代の男性患者Aさん。リウマチの既往があり、他院でメトトレキサートが処方されていました。当直医師から、持参薬はすべて継続と指示があり、看護師が持参薬を管理することになりました。週明けに薬剤師が持参薬鑑別と薬歴確認をしたところ、他院から処方されていたメトトレキサートは週1回投与の指示でしたが、4日間連続で投与されてしまったことに気づきました。

どうしてそうなった?

当直医師が持参薬継続の指示を出す際に、「週1回投与」と記載するのを忘れてしまいました。次に、持参されたメトトレキサート製剤に服用日時の記載がなく(図1)、配薬した看護師は休薬期間が必要な薬であるということを把握できていませんでした。そして、夜間の緊急入院かつ週末というタイミングが重なり、薬剤師による持参薬鑑別がされていませんでした(図2)。

図1 メトトレキサート製剤の特徴

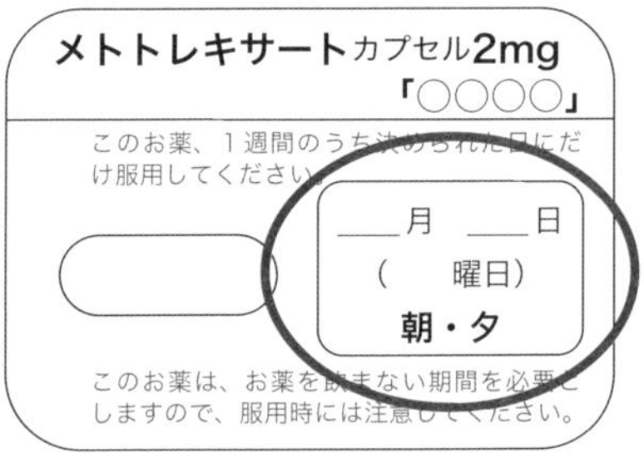

メトトレキサート製剤には誤薬防止のため服用日時欄に記入できるようになっている。

図2 過量投与した状況

	金	土	日	月	火	水	木
正しい内服方法	朝 内服	←		休薬期間			→

	金	土	日	月	火	水	木
過量投与	朝 内服	朝 内服	朝 内服	朝 内服			
	↑ 緊急入院			↑ 発見			

どう切り抜ける?

1. 速やかに患者さんのモニタリングを開始し、医師と薬剤師に情報共有する

今回、過量投与したメトトレキサートは、診療報酬上の「特に安全管理が必要な医薬品」としてハイリスク薬に該当します[1]。治療は、薬剤の種類や総投与量、患者さんの状態によって対応が異なるため、直ちに患者さんのモニタリングを開始するとともに、医師や薬剤師に速やかに情報共有する必要があります。

また、患者さんの状態によっては、リアルタイムのモニタ管理と濃厚観察が可能な集中治療系の病床に移す必要があります。そして、自覚症状(**表１**)を見逃さないようモニタリングし、状態変化にすぐ対応できる体制をとることが必要です。

表1　自覚症状と可能性のある副作用

自覚症状	可能性のある副作用
発熱、咳嗽、息切れ、呼吸困難	肺障害(間質性肺炎、細菌性肺炎、ニューモシスチス肺炎など)
食思不振、嘔吐、下痢、口内炎、口腔内びらん、咽頭痛	骨髄障害(血球減少症)
嘔吐、倦怠感	肝機能障害(HBV再活性化を含む)
皮下出血(出血傾向)	骨髄障害(血小板減少症)
尿量減少、下腿浮腫、体重増加	腎機能低下

2. 特に注意すべき症状とその対応を確認する

①骨髄抑制が出たら直ちに投与中止

メトトレキサートの過量投与時に注意すべき症状として、まずは「骨髄抑制」があります。過量投与については、海外では週間総用量が20mgを超えると重篤な副作用、特に骨髄抑制の発生率が有意に上昇し、致命的な経過をたどった症例が報告されています[2]。

そのため、骨髄抑制が出現した場合には、直ちにメトトレキサートの投与を中止することが重要です。

骨髄抑制が軽症の場合には、経過観察のみで十分な場合も多いですが、頻回に血液検査を行い、骨髄抑制の有無を確認する必要があります。重症の指標としては、ヘモグロビン＜８g/dL、白血球数＜1,500/mm^3、血小板数＜50,000/mm^{3}があります。これらでは、活性型葉酸であるロイコボリン®レスキュー(ロイコボリン®救済療法)を行います。ロイコボリン®レスキューとは、ロイコボリン®錠10mgを６時間ごとに経口投与、あるいはロイコボリン®注６～12mgを６時間ごとに筋肉内(やむを得ない場合は静脈内)に投与するものです。

また、メトトレキサートの排泄を促進するために十分な補液と尿のアルカリ化を行う場合があります。

②好中球減少症の場合

また、好中球減少症では、顆粒球コロニー形成刺激因子(Granulocyte Colony Stimulating Factor: G-CSF)製剤の投与を行います。血小板減少症では、高度で出血傾向が認められるときには血小板輸血を行います。好中球減少に伴う二次的な感染症にも留意し、必要に応じて抗菌薬、抗真菌薬の投与を行うこともあります。

引用

1. 日本病院薬剤会：ハイリスク薬に関する業務ガイドライン(Ver.2.2) 平成28年６月４日. https://www.jshp.or.jp/activity/guideline/20160609-1.pdf(2024/3/18アクセス)
2. ファイザー株式会社：リウマトレックス®カプセル２mg 添付文書 2024年２月改訂(第３版). https://labeling.pfizer.com/ShowLabeling.aspx?id=15797(2024/3/18アクセス)

042

インスリン2単位を輸液に混注する指示のところ、2mL混注してしまい、患者さんの意識が混濁した！

薬剤誤投与

松井 貴生

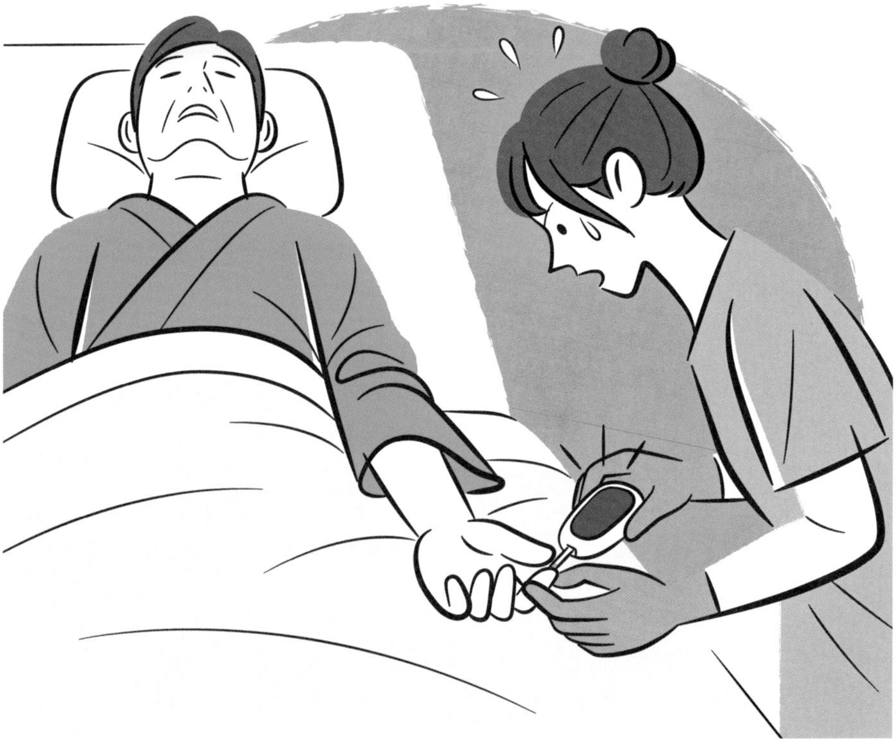

ピンチを切り抜ける鉄則

薬剤を投与するときは6Rを確認し、準備・投与の間に中断がないようにします。薬剤によっては専用の注射器を使用するもの、特殊な輸液ルートを必要とするものなど、さまざまな注意事項があります。扱ったことのない薬剤を使用する場合には、先輩や薬剤師などに相談しましょう。

POINT

インスリンに限らず、臨床ではさまざまなハイリスク薬を使用します。また、薬剤の種類によって異なる単位を使用するため、事故事例が多く報告されています。薬剤投与の際はルールを守り、投与薬剤の特性を理解した観察が必要となります。

起こった状況

症例

患者Aさんは、右被殻出血にて入院中で意識レベルはGCS:E4V4M6です。経管栄養投与中です。血糖値の推移を確認した医師からインスリンの皮下注射および12時より開始予定の輸液内へ、インスリン２単位の混注指示がありました。看護師Bは看護師Cと「患者Aさんの12時からの輸液内にインスリン２単位を混注します」とダブルチェックを行いましたが、看護師Cは電子カルテの指示を確認したのみで、看護師Bが準備した薬剤を確認しませんでした。看護師Bは輸液内に通常のシリンジで準備したインスリン２mLを混注しました。14時に訪室した際に患者Aさんの意識レベル低下（GCS:E1V2M4）に気づき医師へ報告しました。CT検査と血糖値を測定するよう指示がありました。簡易血糖測定器での血糖値はlowを示しました。

どうしてそうなった?

指示されたインスリンの投与量は２単位（0.02mL）ですが、200単位（２mL）投与してしまったため、過剰インスリンにより低血糖に起因する昏睡が生じたと考えられます。即時に大量のグルコースを静脈注射しないと、中枢神経系の神経細胞に不可逆的な損傷が生じることになります。

どう切り抜ける?

1. ハイリスク薬の認識と投与ルールの確認

医薬品の安全使用のための業務手順書作成マニュアル[1]において、インスリンは投与量が単位（Unit）で設定されている注射薬として、特に安全管理が必要な医薬品です。

また薬剤の準備時・投与直前に6Rを確認するよう日本医療機能評価機構は求めています（図１）。

図1 薬剤準備・投与直前に確認する6R

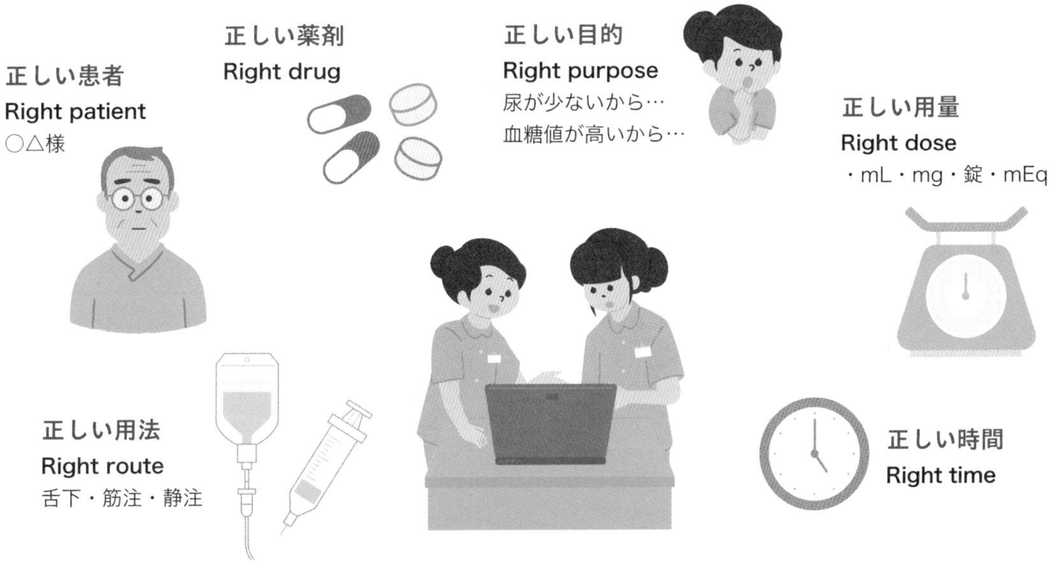

今回の症例では看護師が単位とmLを混同した、もしくはそもそも知らなかったということが考えられます。また看護師Cの確認にも不備があり、“インスリン２単位は当然、専用の注射器で準備したはずだ”という思い込みがあったのかもしれません。インスリンを準備する際は、専用の注射器を使用し、指示された単位数で準備できているか確認することが必要です(**図2**)。

2. 意識障害を認めたら“AIUEOTIPS《アイウエオチップス》”

患者Aさんの意識障害は主疾患が右被殻出血ということもあり、出血の増悪も十分に考えられます。陥りやすい思考ですが、こうなると脳出血の増悪だと判断する材料ばかりを集めてしまう傾向にあります。例えば、「右被殻出血の患者さんである」とか、「そういえば、昼の血圧が少し高かった」など、問題ではなかったものも脳出血の増悪であるという判断を間違いないものにしようと合理化する特性があります。新たな症状が見られた際は一度、頭の中を意識的にリセットしましょう。

カーペンターの分類(AIUEOTIPS、**表1**)は、意識障害の鑑別に役立ちます。中でも今回の症例のような低血糖であるかどうかは簡易血糖測定器ですぐに判断できます。低血糖による神経細胞の損傷は不可逆的であるため、緊急性が高く、迅速な判断と対応が必要になります。

3. 低血糖時の対応

医師の指示に従い、50%ブドウ糖液20〜40mLの静脈注射が必要となるため、静脈路がない場合は確保が必要です。50%ブドウ糖液の静脈注射後は一時的に血糖が上昇しますが、服薬内容によっては低血糖が遷延する場合があるため、経時的な血糖値のモニタリングが必要です。意識障害の程度により、気道の維持が困難となる場合は気管挿管も考慮されるので、緊急カートも準備しておきましょう。

図2 **専用注射器**

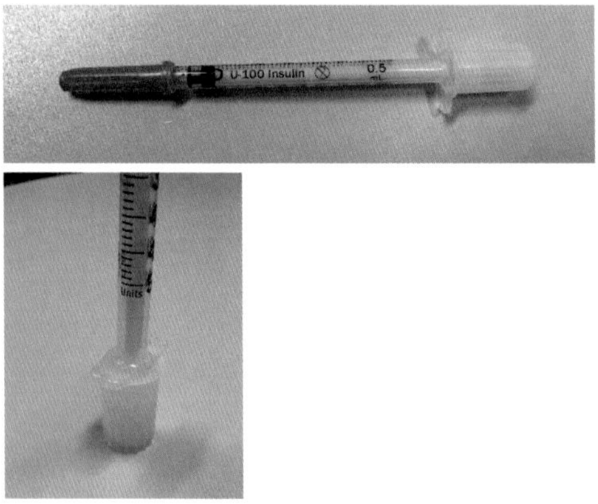

表1 **カーペンターの分類：AIUEOTIPS**

A：Alcohol	アルコール
I：Insulin	血糖
U：Uremia	尿毒症
E：Encephalopathy Endocrinopathy Electrolytes	脳症 内分泌疾患 電解質異常
O：Overdose O_2	薬物中毒 低酸素
T：Temperature Trauma	体温 外傷
I：Infection	感染症
P：Psychiatric	精神疾患
S：Seizure Stroke Shock	てんかん くも膜下出血、脳卒中 ショック

参考文献

1. 「医薬品の安全使用のための業務手順書」作成マニュアル(平成30年改訂版). https://www.nichiyaku.or.jp/assets/uploads/pharmacy-info/190115_manual.pdf(2024/3/18アクセス)

043

ブドウ糖製剤が点滴されている上部から採血し高血糖であったため、インスリン注射した。患者さんが意識混濁となった！

薬剤誤投与

山﨑 優介

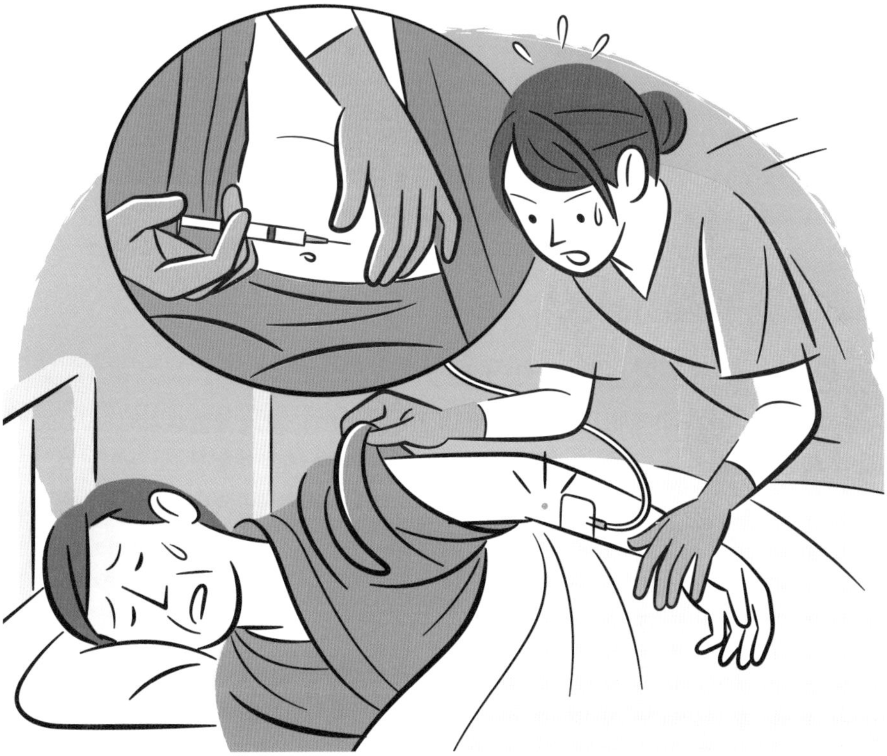

ピンチを切り抜ける鉄則

採血を行う場合には、点滴されている上部から行わないことが鉄則です。血液データが本来と違った値になることで、患者さんに対して異なる治療が行われる可能性もあり、非常に危険なことにつながります。採血を行う際には部位に注意していきましょう。

POINT

採血は日常的に行われる看護技術の1つですが、採血部位の選択も重要です。誤った採血部位により、患者さんに不要な治療が行われる可能性があるため注意が必要です。

起こった状況

症例

糖尿病のある患者Aさん。絞扼性腸閉塞のため緊急手術となり、手術後は絶食・点滴管理となっていました。朝方、担当看護師が採血を行い、採血した血液で簡易血糖測定を行ったところ血糖値が高値でした。スライディングスケールに沿ってヒューマリンR®を皮下注射し、1時間後に訪室したところ、Aさんの意識が混濁していました。緊急コールにより駆けつけた看護師が、ブドウ糖製剤が点滴されている上部に採血の跡があるのを発見しました。

どうしてそうなった?

ブドウ糖製剤が点滴されている上部から採血したことで、採血した検体にブドウ糖が混ざり本来の血糖値よりも高くなった可能性があります。そして、本当の血糖値がわからない状態でインスリン注射を行ったことにより、低血糖を引き起こし、意識障害を起こした可能性があります。

どう切り抜ける?

1. 迅速評価・一次評価を行う

意識障害など急変の場面においては、まずは速やかに迅速評価を行うことが重要です。仮に低血糖を疑ったとしても、この時点では患者さんに何が起きているかまったくわからない状態です。そのため、まずは急変対応として評価をすることが大切です。迅速評価では、感覚を用いて短時間で評価し、一次評価では簡単な器具を使用しABCDEを評価していきます。

2. 血糖測定を行う

意識障害を起こした患者さんの場合には、まず血糖測定を行い、低血糖を除外することが重要です。意識障害を来す病態は多くあり、「AIUEOTIPS(アイウエオチップス)」という意識障害を起こした際の鑑別診断法が有用です(図1)。低血糖はその中でも緊急を要し、かつ迅速に対応ができる病態の1つになります。まずは、低血糖がないかを確認し、速やかに低血糖対応をしていくことが重要です。

3. 速やかに低血糖対応をする

低血糖とは一般的に血糖値が70mg/dL未満のことを言います。低血糖を起こしている場合は、速やかに低血糖対応をする必要があります。低血糖対応の基本はブドウ糖の投与になりますが、意識がある場合と意識がない場合とで対応が異なります。

1)意識がある(経口摂取が可能な)場合

ブドウ糖10gまたはブドウ糖を含む飲料150～200mLを摂取してもらいます。ショ糖では少なくともブドウ糖の倍量(砂糖で20g)を飲ませますが、ブドウ糖以外の糖類では効果発現が遅延するため注意が必要です。また、α-グルコシダーゼ阻害薬という糖尿病薬を内服している場合には、必ずブドウ糖を選択することとなります。

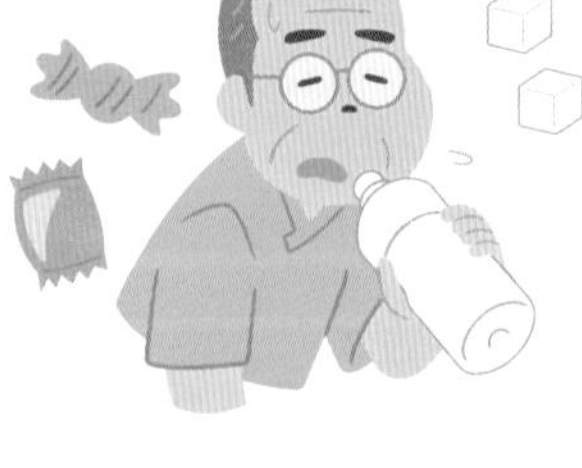

図1 AIUEOTIPS（アイウエオチップス）

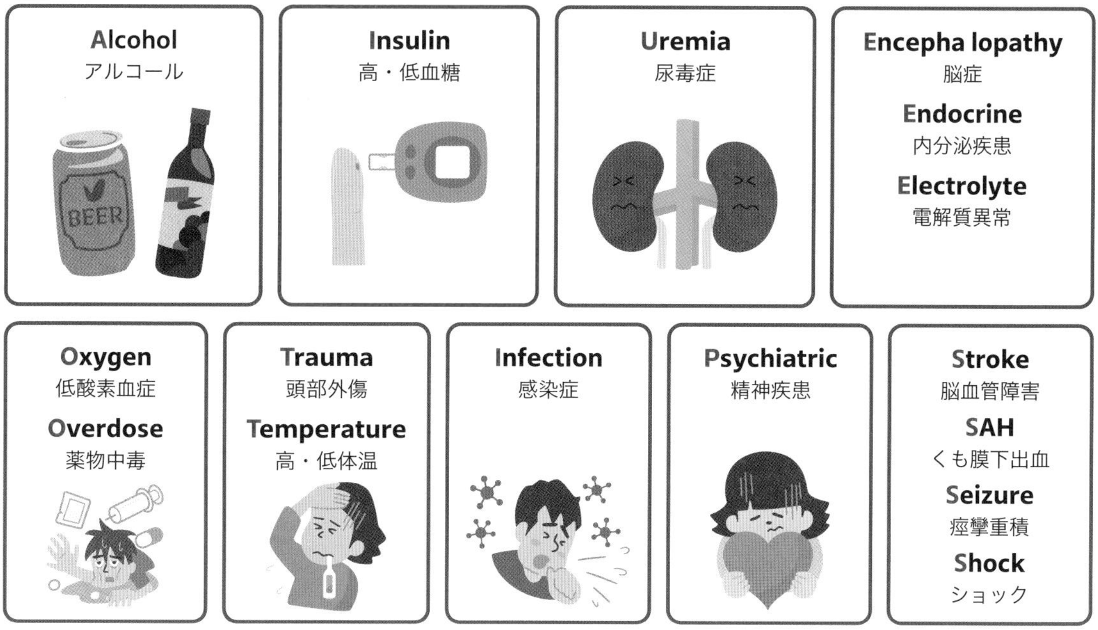

2）意識がない（経口摂取が不可能な）場合

意識障害がない場合、無理に経口摂取をすることは、誤嚥や窒息の原因となります。そのため、意識障害がないと判断した場合は、ブドウ糖を静脈内投与します。まず末梢静脈路を確保し、20%グルコース注射液40mLもしくは50%グルコース注射液20mLを静脈内投与します。末梢静脈路が確保できない場合は、グルカゴン注射液の筋肉注射やグルカゴン点鼻薬粉末剤の点鼻といった方法もあります。

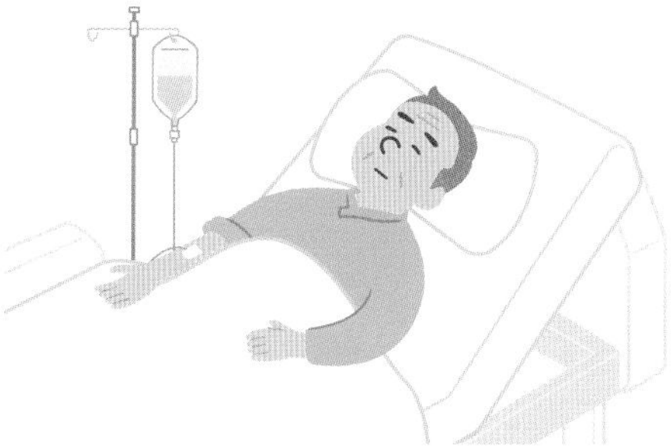

4. 意識状態と血糖値の把握

低血糖対応後は、意識レベルが回復したかどうかと血糖値が改善したかどうかを把握する必要があります。血糖値は経時的に確認していきますが、まずは、低血糖対応15分後に血糖値を再検し、血糖値が上がっていることを確認します。その後は医師の指示に従い血糖測定を行います。また、一時的に低血糖が改善しても、インスリンの作用が続いている場合は再び低血糖を起こすことがあります。その場合は、引き続き低血糖症状に注意していくとともに、ブドウ糖液を持続点滴することも検討します。

044

検査後、点滴を60→120mL/hへ口頭指示を受け実施。翌日も点滴速度はそのままにしたが、実は翌日の点滴指示は60mL/hとなっていた！

薬剤誤投与

上門 大介

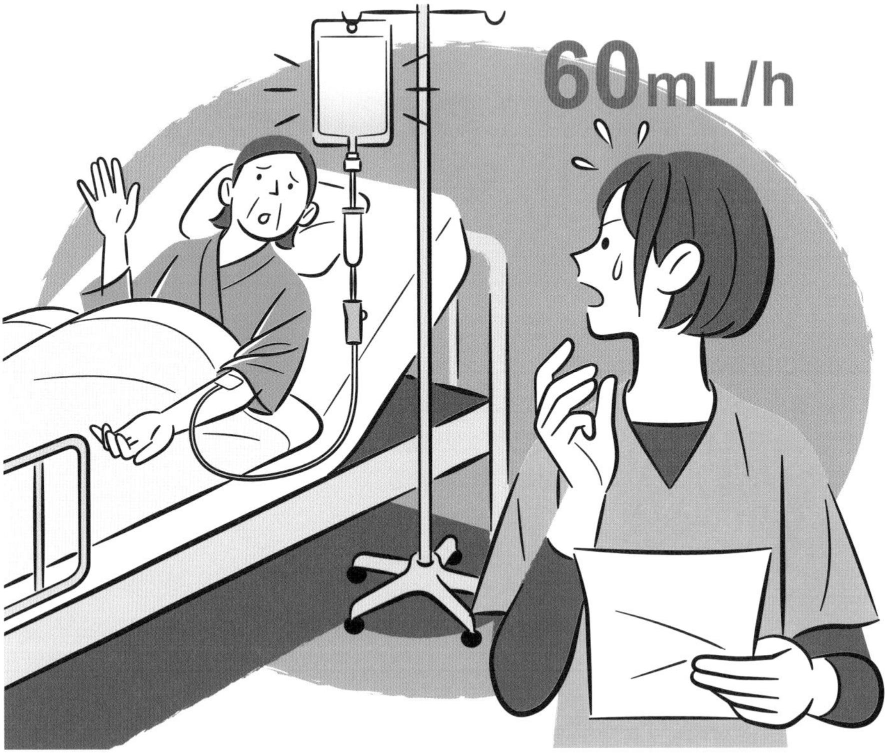

ピンチを切り抜ける鉄則

日頃から患者さんにとって必要な水分量を計算する癖をつけましょう。輸液の種類によって起こりうる合併症の頻度が変わることを理解しましょう。細胞外液補充液の大量・急速投与ではNPPVによる呼吸管理も医師と相談しましょう。

POINT

輸液の投与は日常的に行われる診療の補助の１つです。輸液の速度や量は医師の指示のもと決定されることが多いと思います。しかし、輸液を行う意図や必要量を考えずに行っていると“痛い目”にあうことがあります。

起こった状況

症例

患者Aさんは消化管出血の疑いで精査目的に入院となりました。入院後は飲食が禁止され、点滴(60mL/h)で必要な水分量を補っていました。

入院翌日、造影CTを行うことになりました。担当医師より「検査前に輸液速度を120mL/hへ変更しておいて」と担当看護師へ声をかけられました。造影CT終了後も飲食の開始について指示がなかったため担当看護師は輸液の速度を120mL/hのままにしていました。翌日、Aさんより「点滴がなくなっているよ」とナースコールがありました。新しい点滴へ変更しようと注射箱の中を確認すると、当日処方分の点滴は投与し終えていました。不足分の点滴処方を担当医師へ依頼すると、「1日に必要な量は処方してある。もう一度確認してください」と返答がありました。不思議に思い処方箋を確認すると、"60mL/h"と記載されていました。

どうしてそうなった?

患者さんに必要な水分量や輸液速度を変更した医師の意図がわかれば、翌日の指示を見落とすことはなかったかもしれません。

1. 水分投与量の簡易式

私たちの水分投与量は体重当たり30～40mL/日で計算されます[1]。50kgの患者さんの場合1500～2000mL/日が必要な水分量だとすると、62.5～83.3mL/hが1日の投与速度になります。

どう切り抜ける?

1. 体液分布と輸液製剤の違いによる影響を理解する

1)輸液の分布

私たち人間の体液(体重の60%)は細胞内液(40%):間質液(15%):血漿(5%)に分かれています。うち、血管内の水分量は血漿にあたります。点滴で体内に流入した水分量は、電解質の濃度によって分布が異なります。輸液製剤の種類による分布の違いを**表1**に示します。

表1 輸液の種類別体内分布と過剰投与で起こりうる合併症

	500mL投与時の体内分布量	過剰投与で起こりうる合併症
〈細胞外液補充液〉 生理食塩液 リンゲル液	〈細胞外液〉 血漿(5%):125mL 間質液(15%):375mL 〈細胞内液〉 細胞内液(40%):0mL	血管内容量の増大 前負荷の増大 うっ血性心不全 肺水腫 電解質異常…など
〈5%ブドウ糖液〉	〈細胞外液〉 血漿(5%):41.5mL 間質液(15%):125mL 〈細胞内液〉 細胞内液(40%):333.5mL	細胞内浮腫 脳浮腫の増悪 頭蓋内圧亢進 電解質喪失…など

2）細胞外液補充液

生理食塩液や乳酸リンゲル液など細胞外液補充液は、その名の通り細胞外に分布します。細胞外液は血漿（５％）と間質液（15％）に分かれるため、血管内にとどまる輸液量は投与した量の1/4となります。具体的には生理食塩液を500mL輸液すると125mLが血管内にとどまることになります。この特徴から、血管内容量の増加や前負荷の増大を招きやすく、うっ血性心不全や肺水腫を合併する危険性があります。

患者さんの呼吸状態やバイタルサインからうっ血性心不全や肺水腫が疑われた場合、胸部X線撮影や心臓超音波検査などを行うことがあります。治療としては、利尿薬の投与やNPPV（非侵襲的陽圧換気：non-invasive positive pressure ventilation）（図１）による人工呼吸管理が必要になることもあります。症状に乏しい場合でも、血清電解質異常や、アシドーシスを来すことがあるため、血液検査についても医師へ相談する必要があります。

図1 NPPV（non-invasive positive pressure ventilation）とマスク

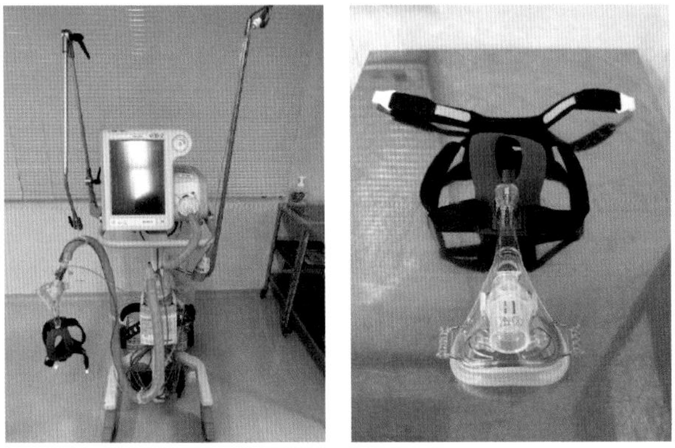

（PHILIPS V60 ventilator）

3）５％ブドウ糖液

糖は自由に細胞内、細胞外を通過することができるため、投与されたブドウ糖液は均等に分布します。

つまり血管内にとどまる量は全体液（60％）のうちの血漿（５％）ということになります。例えば、５％ブドウ糖液を500mL輸液した場合、血管内にとどまるのは1/12の約42mL程度ということになります。

５％ブドウ糖液の大量・急速投与では、血管内に分布する割合が少ないため、細胞外液補充液に比べるとうっ血性心不全や肺水腫を来す可能性は低いと考えられます。しかし、細胞内への分布量が2/3と多いため、脳浮腫などの細胞内浮腫が問題となります。頭蓋内圧亢進症状や神経脱落症状の有無に注意します。

緊急的な対応や検査が必要でないと判断された場合、今後の輸液プランを医師と相談します。発覚した時点で点滴が終了となることもあります。

引用文献

1. 日本静脈経腸栄養学会編：静脈経腸栄養ガイドライン 第３版．照林社，東京，2014：143．

参考文献

1. 道又元裕監修：超急性期の輸液管理Q&A．重症集中ケア 2011：10（7）：17-19，22-25，39-41．
2. 道又元裕編著：これならわかるICU看護．照林社，東京，2018：56-59，134-136．
3. 日本集中治療医学会看護テキスト作成ワーキンググループ編:集中治療看護師のための臨床実践テキスト．真興交易医書出版部，東京，2018：29-33．

045

下痢が持続したため、止痢薬を使用したら発熱し、状態が悪化した

薬剤誤投与

栗木 公孝

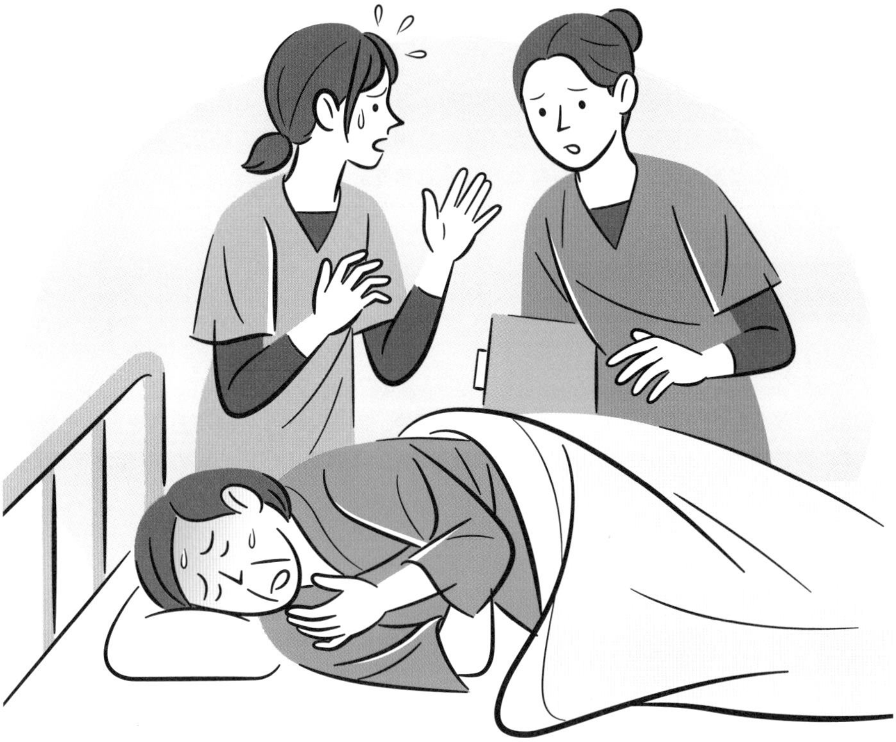

ピンチを切り抜ける鉄則

感染性下痢では、下痢を止めることを考えるのではなく、下痢により喪失した体液、電解質の補充と調整が必要です。そのためには、下痢症の原因を確認し、下痢に伴う身体変化、便の性状と回数、量を評価して、症状増悪の危険性を軽減します。

POINT

急性下痢は感染症の場合が多く、ほとんどが自然軽快します。感染性下痢症の患者さんに止痢薬を使用することで、細菌や細菌が作り出す毒素の排泄などを妨げ、症状が悪化する可能性があります。そのため、止痢薬の使用を避け、下痢により喪失した体液、電解質のバランスが増悪しないように注意しなければなりません。

起こった状況

症例

患者Aさん。１日10回以上の下痢と腹痛の症状が続き、経口での水分摂取が困難な状態となったため、感染性腸炎の診断で入院となりました。入院後、抗菌薬と輸液による治療が開始となりました。Aさんより、下痢が続いてつらいので、下痢を止める薬が欲しいとの希望があり、止痢薬が処方されました。止痢薬使用後、下痢の回数は減少しましたが、発熱を認め腹痛と嘔吐が増悪したため、どう対応すればよいか先輩看護師に相談しました。

どうしてそうなった?

感染性の下痢に対し、止痢薬は病原微生物が体外に排出される速度を低下させ、時に必要とされる抗菌薬の効果も低下させると考えられています。このケースは、止痢薬を使用したことで、起炎菌や細菌が作り出す毒素の排泄などを妨げたことで、症状が悪化したと考えられます。

どう切り抜ける?

1. 下痢とは

下痢の定義は緩やかなものであり、異常に水分の多い便や、固形ではない便が頻度を増して排出されることとされています。持続期間が２週間以内であれば「急性下痢」、４週間以上続くものを「慢性下痢」と定義しています。

2. 急性下痢症

急性下痢症の90%以上は感染症が原因です。これらの患者さんでは、嘔吐、発熱、腹痛を伴います。残り10%は非感染性の下痢です。薬物の副作用が最も多く、中毒、虚血や、その他の原因によっても引き起こされます。

急性の下痢症を認めた場合には、下痢の程度と持続期間やさまざまな宿主要因を考えて、観察し治療が行われます。

下痢症に対しは、看護師が便の性状や全身状態の観察を行うことで変化を早期にとらえることができます(**表1**)。

表1 下痢に対して看護師が観察すべきこと

バイタルサイン	脱水による頻脈や血圧低下がないか？
症状の出現時期	症状はいつからか？
症状の詳細	便の性状・回数、発熱や腹痛の有無
食事歴や薬剤投与歴	感染性、薬剤性の場合、観察が必要
水分出納(IN/OUT)	OUT量が多ければ、脱水補正が必要
脱水症状の有無	口腔の乾燥、皮膚のツルゴール低下、尿量減少の有無

3. 急性下痢症の治療の基本は、体液と電解質の補充・調節

嘔吐や腸閉塞などにより、経口での水分補給が難しい場合は、細胞外液を中心とした点滴療法が行われます。下痢による腸液の電解質の喪失に加え、脱水がひどければ二次的なアルドステロン症になっており、K^+の腎からの喪失が生じます。このため、脱水がひどい場合はK^+の補給が必要となることもあります。ただし、脱水により急性尿細管壊死、急性腎不全になっている可能性も考えられるため、電解質、腎機能を含めた血液検査の結果も情報の１つとしてアセスメントしていく必要があります。

4. 基本的には下痢止め・抗菌薬は不要

下痢・嘔吐は、一般的に消化管感染症に対する生理的反応であるため、基本的に制吐薬、止痢薬の使用は避けます。中でも止痢薬は直接的に腸粘膜に作用し、過剰な蠕動運動を抑える作用、粘膜表面で蛋白質と結合し腸粘膜の保護や炎症を抑える収れん作用、下痢を起こす物質を吸着する作用があります。その結果、感染性下痢症に使用することで、細菌や細菌が作り出す毒素の排泄などを妨げ、症状が悪化する可能性があります。

抗菌薬の使用は基本的には不要ですが、特定の急性下痢症においては適切な抗菌薬の使用は有用です。症状および罹患期間を改善させるため、抗菌薬の選択および投与量は、病原体の種類、抗菌薬耐性パターン、病態によって決定されます。抗菌薬の使用により正常な腸内細菌叢は乱れ、炭水化物の分解が障害され、腸内の浸透圧が上昇、水分の再吸収が阻害され下痢が生じます。

また、腸内細菌叢が変化すると、クロストリジウム・デフィシル(CD)が増殖し、産生されたトキシンにより下痢を来します。クロストリジウム・デフィシル感染症は院内感染症として伝播することがあるため、隔離を行う必要があります。

文献
1．青木眞：レジデントのための感染症診療マニュアルー第３版．医学書院，東京，2015：685-693.
2．アンソニーS.ファウチ著，福井次矢，黒川清監訳：ハリソン内科学ー第３版．メディカル・サイエンス・インターナショナル，東京，2009：254-260.
3．若松博：Hospitalist Vol.1 No.2.メディカル・サイエンス・インターナショナル，東京，2013：269-273.

046

血糖高値であったためインスリン投与したが、同姓の異なる患者さんに投与してしまった！

薬剤誤投与

山﨑 優介

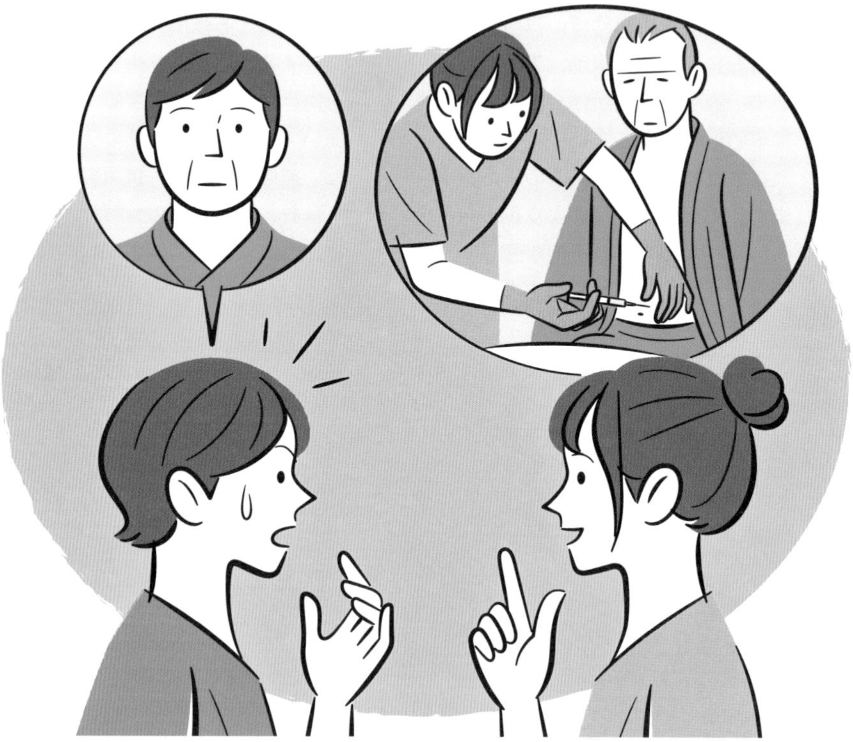

ピンチを切り抜ける鉄則

患者間違いを防ぐためには、患者確認を怠らないことが鉄則です。どの薬剤においても患者誤認は絶対に避けなければいけませんが、インスリンの誤投与は低血糖という危険な状況になる可能性があるので、使用する際は特に注意しましょう。

POINT

患者誤認対策として患者確認は特に重要です。部署内に同姓者がいる場合は特に注意深く確認しなければいけません。

間違って投与してしまった場合は、低血糖症状の出現に十分に注意します。

起こった状況

症例

糖尿病のある患者Aさん。誤嚥性肺炎で入院し、絶食・点滴管理となっていました。１日３回簡易血糖測定し、スライディングスケールで対応するように指示が出ていました。昼食時に担当看護師が測定した際の血糖値が280mg/dLであり、スライディングスケールに沿ってヒューマリンR®を４単位準備しました。担当看護師が他の患者対応していたため、同じチームの看護師が準備してあったヒューマリン®Rを患者さんに皮下注射しました。後ほど担当看護師に注射したことを伝えたところ、同姓の異なる患者さんに投与してしまったことが判明しました。

どうしてそうなった?

さまざまな状況が絡み合ったアクシデントではあると思いますが、一番の原因は投与した看護師が患者確認を怠ったことです。本来インスリンを注射すべき患者さんへ注射ができていないことも問題ではありますが、インスリンが不要な患者さんに注射してしまったことは、低血糖を引き起こすことになりかねず、患者さんが非常に危険な状況になる可能性があります。

どう切り抜ける?

1. 血糖測定を行う

まずは、間違えて注射した患者さんの血糖値を測ります。個人差がありますが、一般的にインスリン１単位で血糖値が50mg/dL下がるといわれています。そのため、不要な患者さんにインスリンを投与した場合は低血糖を引き起こす可能性があり、最悪な場合は重症低血糖となり死に至ることもあります。速やかに血糖値を測定し、低血糖を起こしている場合は、ブドウ糖を投与するなど低血糖対応をしましょう。

2. 低血糖症状の確認

現時点で低血糖を起こしていない場合でも、インスリンの作用が持続することで、その後、低血糖を起こすことがあります。そのため、低血糖症状には十分注意していく必要があります。低血糖とは一般的に血糖値が70mg/dL未満になった状態のことを言います。70mg/dL未満になると冷汗や動悸などの交感神経症状が出現し、50mg/dL未満になると頭痛や眼のかすみなどの中枢神経症状が出ます。30mg/dL以下になると昏睡に至ることがあります（**図１**）。自律神経障害がある場合や高齢者の場合、低血糖の症状が出にくいことがありますので、特に注意が必要です。

3. 低血糖を起こさないように管理する

インスリンの作用持続時間は種類によって異なります。ヒューマリン®Rは速効型インスリンになりますので、作用持続時間は５～８時間となります。そのため、インスリンの作用が続いている間は低血糖に注意する必要があります。この場合、ブドウ糖液を持続点滴する、もしくは米飯、パン、クラッカーといったものを補食することで、低血糖を予防していく必要があります（**図２**）。医師に報告し指示を仰ぐことが必要になります。

図1 低血糖症状

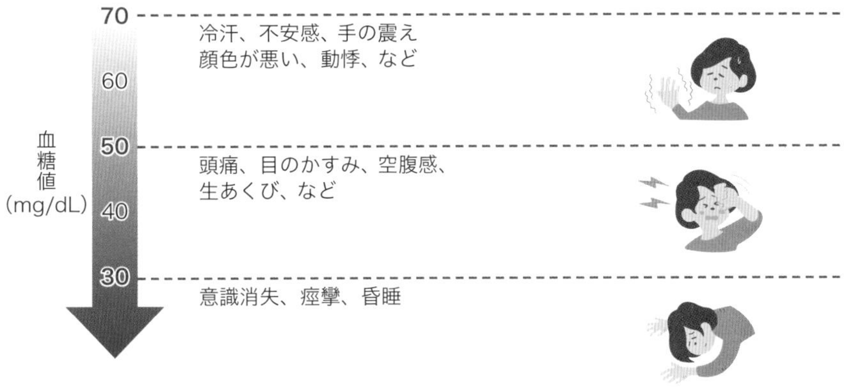

図2 補食の例と摂取量の目安

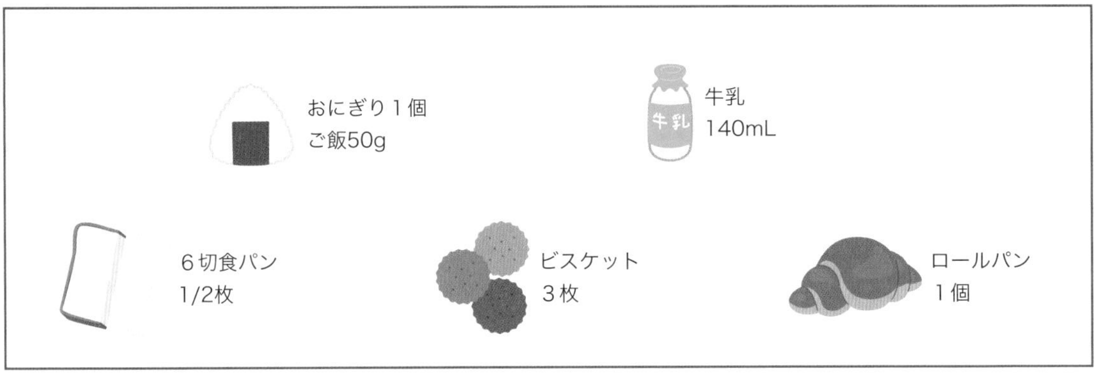

4. 本来投与すべきAさんへインスリンを投与する

忘れてはいけないのが、本来打つべきAさんにインスリンを投与することです。高血糖のまま放置することは患者さんにとって不利益になります。事実がわかるまでに時間を要した場合には、再度血糖測定を行い、医師に状況を報告するととともに必要なインスリン量を投与します。

047

アナフィラキシー疑いで呼吸困難感があり医師からアドレナリン0.5mg筋注の指示が出たが、静脈内投与してしまった！

薬剤誤投与

山口 貴子

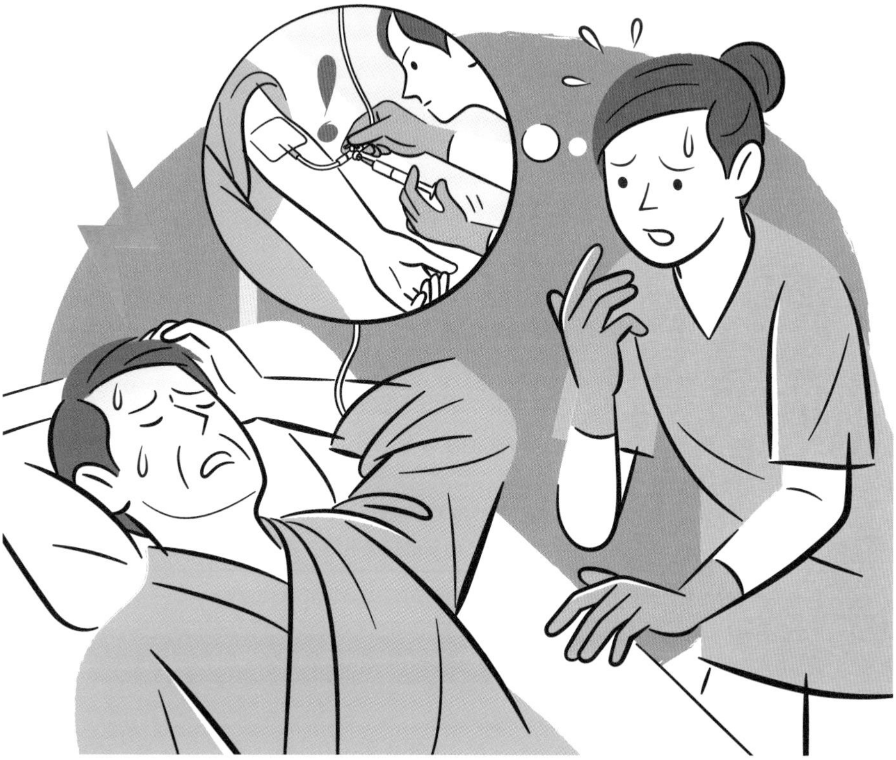

ピンチを切り抜ける鉄則

アナフィラキシーの経過は急速です。直ちに対応をしなければ死に至ることもあります。このような緊迫した場面では焦りが生じ、誤投与などが起こりやすくなります。あらかじめ、起こりうる状況を予測しておくことは落ち着いた対応に結びつきます。

POINT

院内で発生しやすいアナフィラキシーは、造影剤と抗菌薬です。それらを患者さんに投与する場合は、アナフィラキシーを起こす可能性を常に念頭に置き、ガイドラインを熟知し、適切な対応についてイメージしておくことが重要です。

起こった状況

症例

50歳代の男性Aさんは不明熱で入院し、原因精査のため造影CTの検査を行うことになりました。造影剤投与直後、Aさんから呼気喘鳴を伴う呼吸困難の訴えがあり、バイタルサインを測定するとHR：120回/分、BP：88/50mmHg、SpO_2：90%であり、アナフィラキシーショックを疑った医師は看護師に「アドレナリン0.5mg筋注と生食500mL全開投与」と指示しました。看護師はあわてて薬剤を準備して投与しました。すると、Aさんの意識レベルは回復し、呼吸困難も改善しましたが、今度は強い頭痛を訴えています。バイタルサインを測定するとHR：140回/分、BP240/100mmHgと上昇していました。看護師は、生食500mLを全開投与した際に、そのままアドレナリンを静注してしまったことを思い出し、どう対応したらよいかわからず立ちすくんでしまいました。

どうしてそうなった？

アドレナリンの筋肉注射はアナフィラキシーショックの第一選択薬です。

アドレナリンは交感神経のα・β受容体と結合し、血管収縮や強心作用、気管支拡張作用、メディエーターの放出低下作用を有し、作用は投与量・投与方法等に影響を受けやすいため、体重や年齢によって推奨される容量が決められています（**表１**）。静脈内注射は筋肉注射に比べ最高血中濃度が高く、最高血中濃度到達時間が短いことが知られています。

この症例では、筋肉注射で投与されるべきアドレナリンが原液のまま静脈内に投与されました。急激にアドレナリンの血中濃度が上がり血管収縮作用により高血圧が生じた状態です。

表1　アナフィラキシー発生時のアドレナリン筋注の推奨用量

※緊急時、落ち着いて対応できるよう、自施設で使用している薬剤の名称で表を作成し提示しておく（例：ボスミン®）

0.01mg×体重Kg　（最大投与量0.5mg）＝ボスミン®（１mg/mL）0.01mL×体重Kg

対象	アドレナリン投与量	ボスミン®投与方法
13歳以上〜成人	0.5mg	ボスミン®0.5mL　筋注
６歳〜12歳の小児	0.3mg	ボスミン®0.3mL　筋注
１歳〜５歳の小児	0.15mg	ボスミン®0.15mL　筋注
体重10Kg以下の乳幼児	0.01mg/Kg	ボスミン®0.01mL/Kg　筋注

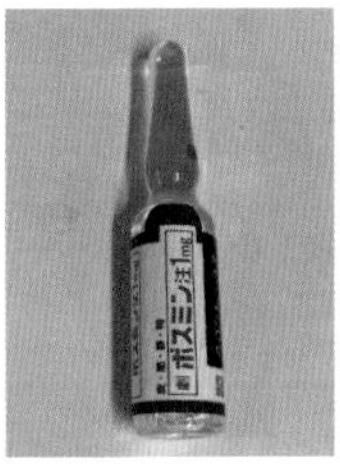

どう切り抜ける？

1. 緊急に備え救急カートや薬剤の準備

血圧上昇に対してニカルジピン塩酸塩注射薬などの血管拡張薬を使用し作用を相殺させ降圧することも可能なため、医師が必要と判断した場合に速やかに対応できるよう薬剤の準備をしておきましょう。しかし、アドレナリンは体内で速やかに不活化されるため（血中半減期３〜５分程度）、薬剤の使用で逆に降圧しすぎてしまう場合もあるため、あわてずに注意深く経過を観察することが重要です。

2. モニタリング

起こりうる有害反応を予測し早期に対応できるよう備えることが重要です。アドレナリンの過剰投与では、α_1受容体刺激作用による急激な血圧上昇により脳出血・急性肺水腫を引き起こす恐れがあります。また、β_1受容体刺激作用により、心収縮力を増強し心筋酸素需要量を増すため、心不全の増悪や心筋梗塞や狭心症などの心筋虚血を引き起こす可能性や、不整脈を誘発し心室細動や心停止が起こる可能性があります。これを念頭に置いて、HR、BP、SpO_2や呼吸パターン・尿量・意識レベル、また、胸痛や頭痛などの症状をモニタリングします。

3. それぞれの有害反応の対応の準備

1)脳出血

遷延する頭痛や増強する頭痛では注意が必要です。意識レベル・神経学的所見(瞳孔異常・運動麻痺・構音障害など)を確認しましょう。また、急激な意識レベルの低下に備えて、気管挿管等にも対応できるよう備えましょう。

2)肺水腫

肺水腫は過度の末梢血管収縮と心拍出量増大により、肺動脈圧の上昇、肺毛細血管ろ過圧上昇の結果起こります。SpO_2の低下や、呼吸困難感、聴診所見で肺水腫に特徴的なコース・クラックルやウィーズなど副雑音が聴取された場合はこれを疑い(図1)、NIPPV(非侵襲的陽圧換気:noninvasive positive pressure ventilation)の準備を行います。しかし、アナフィラキシーによる気道狭窄から引き起こされる呼吸器症状と間違えないように注意が必要です。

図1 副雑音(ラッセル音)の種類

高調性連続性副雑音
wheezes（ウィーズ）
笛様音
※気管支喘息・気管支狭窄など

低調性連続性副雑音
rhonchi（ロンカイ）
いびき音
※痰の貯留・COPDなど

粗い断続性副雑音
coarse crackles（コース・クラックル）
水泡音
※肺水腫・肺炎など

細かい断続性副雑音
fine crackles（ファイン・クラックル）
捻髪音
※間質性肺炎・肺線維症など

Wheezes(ウィーズ)はアナフィラキシーや気管支喘息など気管支に狭窄が生じた際に聴取される副雑音であるが、肺水腫などでも聞かれることがあるため他の症状と合わせて観察する。

3)心血管系イベント

胸痛・嘔気など心筋の虚血を疑う症状があった場合は12誘導心電図を迅速に計測し、CK・CK-MB・トロポニンなど心筋逸脱酵素の上昇がないか採血を行います。また、致死性不整脈に対しては迅速に対応できるよう救急カート・除細動の準備をします。

＊

やむを得ず口頭指示で対応しなければならないような緊急時だからこそ、口頭指示メモ用紙などを活用し、指示の復唱を行い、確認作業を怠らず安全を担保しましょう(図2)。

図2　緊急時の復唱（リードバック）と復唱確認（ヒアバック）

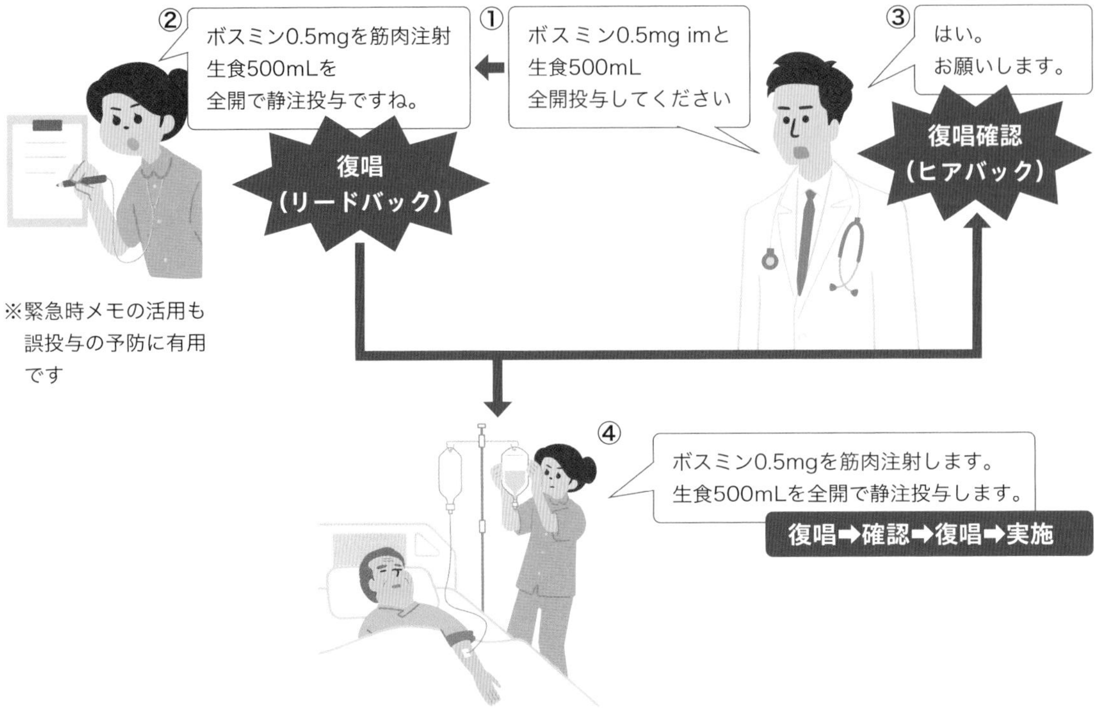

参考文献

1. 日本アレルギー学会：アナフィラキシーガイドライン2022.
2. 古谷伸之：診断と手技が見える．メディックメディア，東京，2010.

048

緊急手術をすることになった患者さんがコンタクトレンズを装用していることを確認せずに、そのまま手術してしまった！

確認不足

山下 美由紀

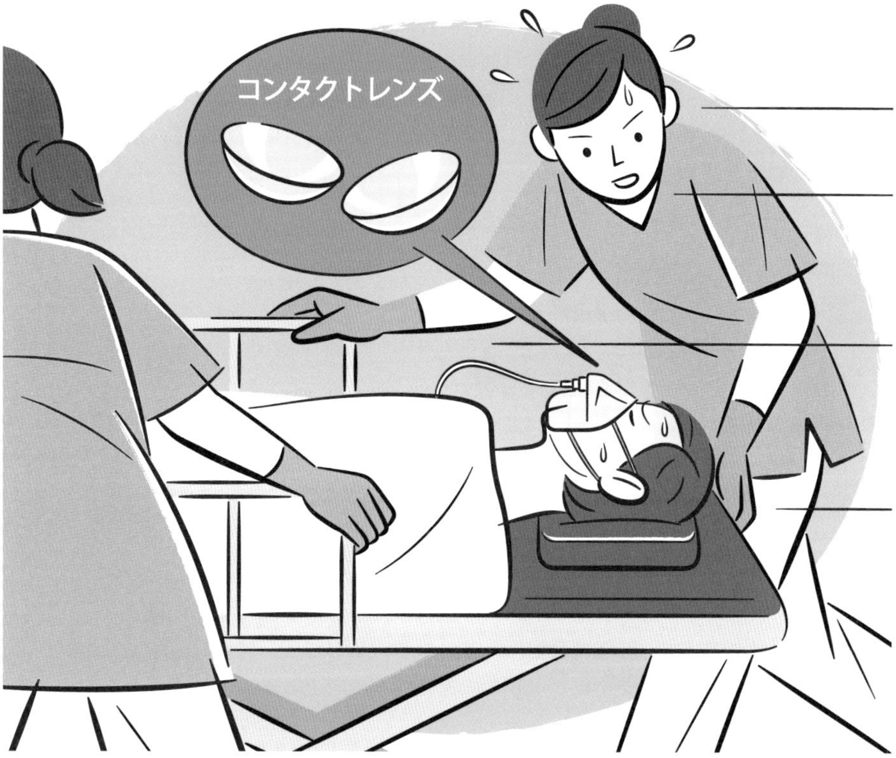

ピンチを切り抜ける鉄則

コンタクトレンズに限らず装用品の確認不足を防ぐためには、チェックリストの活用や周術期管理に関与する複数の職種協力が必要です。病棟で確認する時間や余裕がなくても、入室時には手術室看護師や麻酔科医とともに装着状況を確認して装用品による術後合併症を予防することができます。

POINT

時間的猶予のない緊急性の高い緊急手術においては、急ぐあまり装用品を見落とすことがあります。コンタクトレンズを装用したまま手術をすると角膜損傷を起こす可能性があるので注意しなければなりません。

起こった状況

症例

くも膜下出血で緊急搬送された患者Aさん、緊急手術が決まりました。準備中、意識低下が見られ呼吸回数も少なくなってきたので、担当看護師は急いで手術前準備をしましたが、コンタクトレンズの装用に気づかず、手術室に申し送りをしてしまいました。手術室では、麻酔科医が瞳孔確認しましたが、急を要していたこともあり、コンタクトレンズに気づかず、そのまま手術となってしまいました。術後、目の充血に気づき、コンタクトレンズの装用が発覚しました。

どうしてそうなった?

コンタクトレンズは外見からはわかりにくく、確認不足に陥る可能性があります。術中は、目の乾燥を防ぐために専用テープを貼って目を閉じていますが、コンタクトレンズが目に張り付き、取り除く際に角膜に傷がつく可能性があります。

どう切り抜ける?

1. チェックリストを活用する

チェックリストの有効活用による効果はさまざまありますが、手術においてはWHOが発表した「安全な手術のためのガイドライン」が有名です。その中で、チェックリストを活用することにより、見過ごされやすい些細な問題の確認、複雑なプロセスにおける最低限必要な手順の可視化、チームワークの向上などが明らかにされています[1]。

手術前に確認すべき項目は多数あり、すべてをチェックリスト化する煩雑さや導入後の形骸化など課題があることも事実ですが、有効性を考慮すれば取り入れる価値のほうが大きいのではないでしょうか。また、医療の進化や時代のトレンドに応じて、確認項目も増えています。そのつど、現場や問題に即したチェックリストを更新していくことが結果的に患者安全につながり、業務効率の向上も期待されます。

2. 複数人で確認する

緊急手術が決まったときや患者さんが急変したときは、どうしてよいかわからなくなったり焦ってしまったりすることがあります。特に、手術前準備はタスクが多いことから、普段行えていることができなくなることがあります。そのような状況に陥ることを前提に、担当看護師だけでなく、同じ部署の仲間や部署を超えた他職種も協力して、複数人で確認することが重要です。

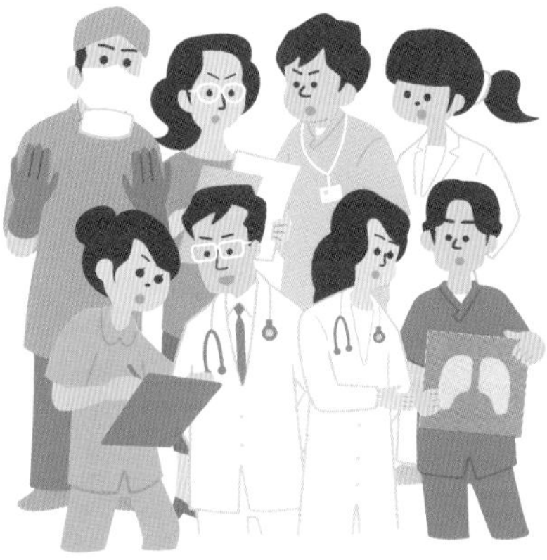

参考文献

1. 日本麻酔科学会監訳：WHO 安全な手術のためのガイドライン2009：101-102.
2. 山浦健：手術室における医療安全　手術室におけるインシデントーチェックリスト導入後の事例から学ぶー. 日本臨床麻酔学会誌 2017；37(1)：76-80.

049

綿棒で耳垢を除去していたら出血してしまった！

急変対応

林 真埋

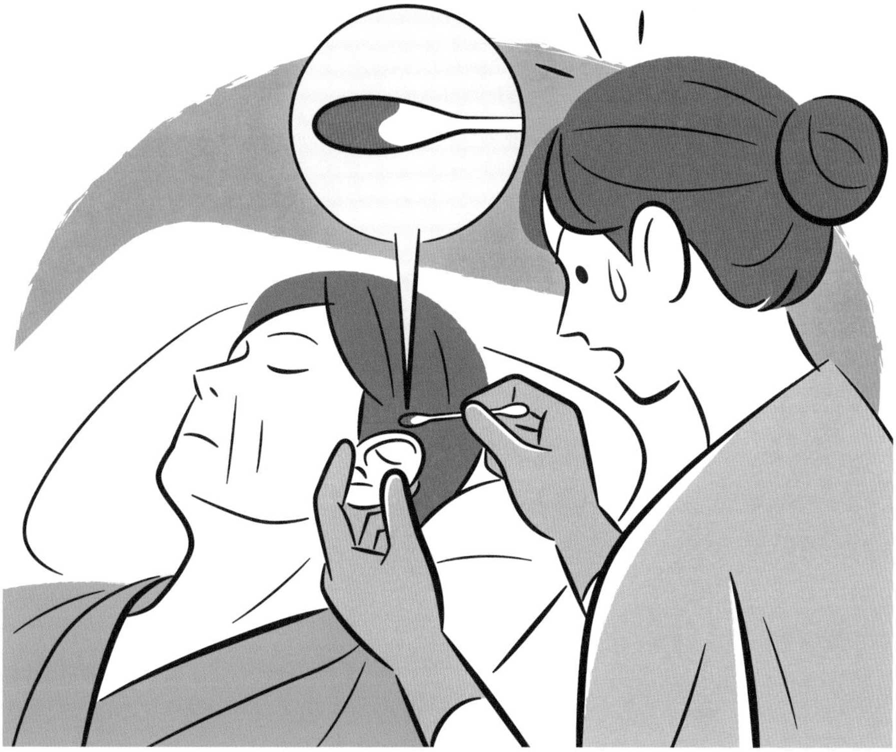

ピンチを切り抜ける鉄則

耳掃除を行うときは、耳垢をかえって奥に押し込んでしまわないよう、綿棒などの柔らかいものを使って耳の入り口付近を優しく掃除します。あとは、耳鼻科を受診し耳垢を取ってもらうようにします。

耳は、本来自浄作用を持っています。排出されるべき耳垢などの老廃物やゴミなどは、自然に押し出されるような仕組みになっています。無理に奥まで掃除しないようにしましょう。

POINT

耳は音を聞き、脳に伝える働きがあります。外耳道は細長く屈曲し、知覚も過敏です。耳の皮膚は柔らかく傷つきやすくなっています。耳から出血したらその原因を調べて適切な処置を行う必要があります。

起こった状況

症例

独居のAさんは自宅で意識不明の状態で発見され、脳梗塞で入院しています。お風呂にも入っていないようでした。清拭時に耳を拭くととても汚れていました。そこで、綿棒で耳かきを行ってみたところ、耳垢がたくさん取れましたが、耳の中から出血をしてしまいました。

どうしてそうなった?

まず、耳の解剖学的な構造を理解しておきましょう(図1)。看護師の習性でしょうか。耳かきなどで耳垢がたくさん取れると、ついつい集中して奥まで入れてしまうことがあります。出血の原因は耳かきのしすぎです。耳かき中に誤って鼓膜穿孔を起こしたことも考えられます。患者Aさんは自宅でも耳掃除などをしていなかったと判断されます。そのため、耳の皮膚も刺激に弱くなっており、少しの力でも傷つきやすくなっていたと思われます。また、もともと患者さんに外耳道炎、外耳道湿疹などがある場合は出血しやすくなります。

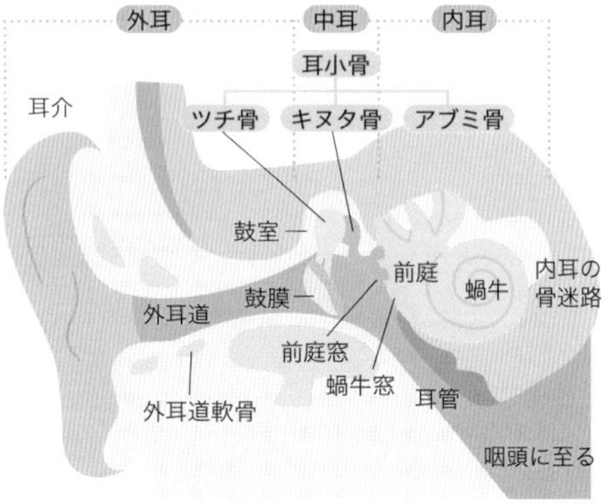

図1 耳の解剖

1. 外耳道炎

耳かきを頻繁にしてしまってできる傷が多いですが、健康な方であればだいたいは自然に治っていきます。しかし、糖尿病や免疫疾患があって免疫力が下がっている場合などは再発することもあります。適切な治療を行うようにしましょう。

2. 外耳道湿疹

かゆみが出ることが多く、患者さんはついつい触ってしまいます。触れることで悪化すると出血しますし、耳垂れが出てきます。シャンプーなどに含まれている化学物質が刺激となって発症することもありますので、注意が必要です。ステロイド、抗アレルギー薬、抗ヒスタミン薬などを使って治療をします。

3. 鼓膜炎

鼓膜にできた水疱が破れると、出血が見られることがあります。鼓膜炎はウイルス感染などが原因となって起こると考えられており、症状としては耳が聞こえにくくなり、痛みが出たりすることがあります。

どう切り抜ける?

清潔な綿球などを耳の穴に詰めて止血します。止血しにくい場合は鼓膜炎や中耳炎などの疾患にかかっている場合があるため、必ず耳鼻科受診を行います。

参考文献

1. 大石延正:耳内の異物(外耳道異物). 救急医学 2010;34(7):764-765.

050

患者さんの入れ歯を看護師が廃棄してしまった！

破損

金 姫静

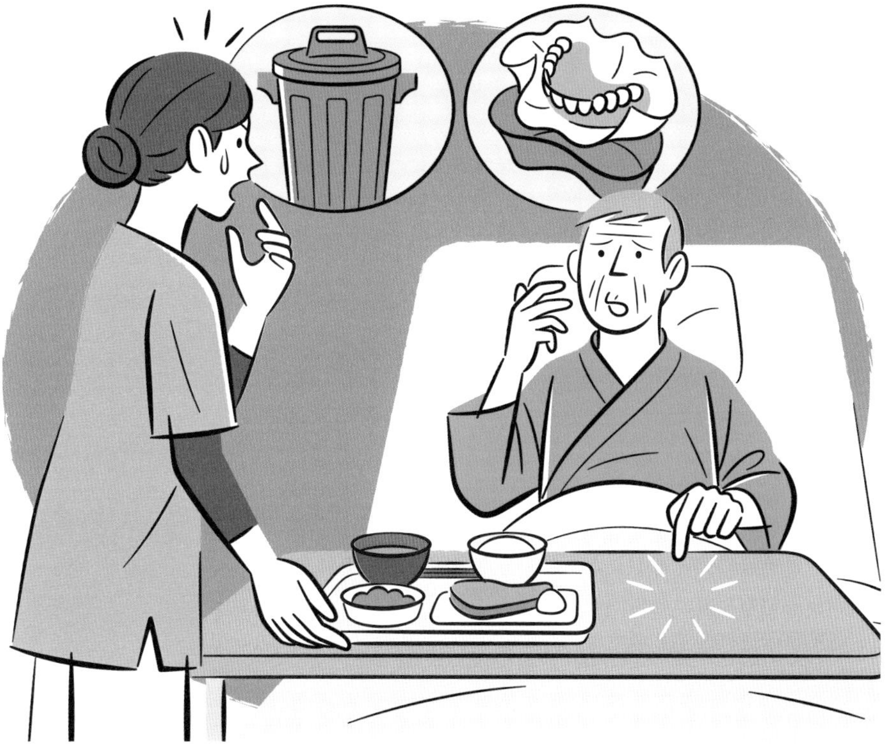

ピンチを切り抜ける鉄則

患者さんの私物の紛失や破損、盗難などトラブルが発生すれば、患者家族との信頼関係が損なわれ、紛失物の捜索や警察対応などに発展する場合もあります。トラブルを避けるためには、医療者の危機意識を高めることはもちろん、患者さんや家族にも私物の管理方法や、紛失・盗難等に対する危機意識を持ってもらうことが重要です。

POINT

医療者による患者さんの私物紛失や破損は、医療者の不注意や確認不足が原因として挙げられます。入れ歯を紛失した場合は、代替品を準備するには時間がかかり、患者さんの日常生活に影響が出るため紛失や破損には注意が必要です。

起こった状況

症例

70歳代、男性、人工股関節置換術後でリハビリ入院中。患者さんは朝食後に入れ歯を外し、口腔ケアを行った後、ティッシュに包んでガーグルベースンに入れていました。日勤の看護師が環境整備のため訪室すると、患者さんが横になっていたため、担当の挨拶をして環境整備を行い、オーバーテーブルに置いてあったガーグルベースンを片づけました。昼食を食べる前に入れ歯を装着しようとしたとき、入れ歯がないことに気がつきました。

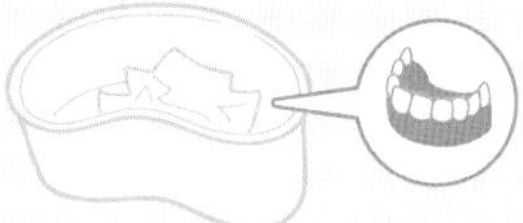

どうしてそうなった?

担当看護師は患者さんが休んでいたため、声をかけずにベッド周囲を片づけました。その際、ガーグルベースンにはティッシュのゴミが入っていると思い、中身に触れずにそのままゴミ箱に廃棄してしまいました。患者さんの入れ歯がないという訴えを聞いてはじめて、ガーグルベースンに入れ歯が入っていたことに気がつきました。

どう切り抜ける?

1. 入れ歯を捜索する

患者さんの入れ歯を廃棄したことに気づいた時点で、紛失した経緯をリーダー看護師に報告します。ガーグルベースンを片づけた際のティッシュと入れ歯がゴミ箱に残っていないか、ベッド周囲を捜します。紛失してから時間が経過しているため、病棟内のゴミ収集が完了している場合は、病棟内のゴミ収集場所の捜索も検討します。ゴミ収集場所を捜索する場合は、廃棄物の管理について病院のルールに従い、感染防御を行いながら捜索します。

2. 紛失物を発見できなかった場合

一般的に入院時のしおりや案内で、患者さんの私物は自己管理であり、「紛失や破損などの責任は病院が責任を負いかねます」などと明記している場合があります。しかし、患者さんの病状や状況によっては看護師が管理する場面もあり、患者さんの私物管理には注意しなければなりません。医療者の不注意で患者さんの私物を紛失した場合、病院の安全管理上の問題として補償問題につながる恐れがあります。

患者さんの入れ歯紛失の経緯や、病棟内やゴミ収集場所などを捜索したが見つからないことを所属長に報告し、入れ歯の紛失に対してどのように対応するか相談します。入れ歯を捜索したが発見できなかった場合、患者さんと家族にもその旨を説明し、誠意をもって謝罪します。

3. 確認不足、思い込み、コミュニケーションエラー

担当看護師は、ベッド周囲を片づける際、患者さんの了承を得ていませんでした。確認してからガーグルベースンを片づけていれば、入れ歯の紛失は防げた可能性があります。また、ガーグルベースンの中身はティッシュペーパーだけという思い込みがありました。直接触れて確認すれば、入れ歯の存在に気づけたと考えられます。患者さんの私物を紛失した原因として、医療者の確認不足や思い込み、患者さんとのコミュニケーションエラーが挙げられます。

患者さんのベッドサイドやその周囲は、患者さんの療養の場であり、ある意味において居住スペースです。不要品と感じる物でも患者さんには必要物品の可能性があるため、患者さんの荷物やスペースの物に触れる際には、必ず患者さんの同意を得る必要があります。

4. 入れ歯紛失の予防対策

入院時から、入れ歯紛失を防止するため、入れ歯の容器の準備を患者家族に依頼します。入れ歯を使用した後はティッシュや紙に包むとゴミと間違えて捨てる恐れがあるため、必ず所定の位置(口腔か容器、**図2**)に戻すように定期的に注意喚起します。

図2 入れ歯ケース

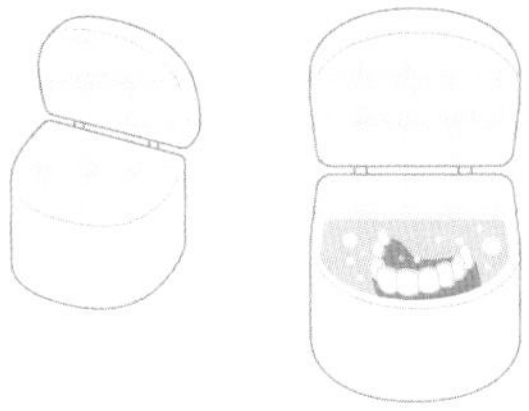

索引

和文

「しまった！」—そのときどうする

看《かん》護《ご》のピンチ

2024年4月27日　第1版第1刷発行

編　集　道又《みちまた》　元裕《ゆきひろ》

発行者　有賀　洋文

発行所　株式会社　照林社

〒112-0002

東京都文京区小石川2丁目3-23

電話　03-3815-4921（編集）

03-5689-7377（営業）

https://www.shorinsha.co.jp/

印刷所　共同印刷株式会社

●本書に掲載された著作物（記事・写真・イラスト等）の翻訳・複写・転載・データベースへの取り込み、および送信に関する許諾権は、照林社が保有します。

●本書の無断複写は、著作権法上の例外を除き禁じられています。本書を複写される場合は、事前に許諾を受けてください。また、本書をスキャンしてPDF化するなどの電子化は、私的使用に限り著作権法上認められていますが、代行業者等の第三者による電子データ化および書籍化は、いかなる場合も認められていません。

●万一、落丁・乱丁などの不良品がございましたら、「制作部」あてにお送りください。送料小社負担にて良品とお取り替えいたします（制作部0120-87-1174）。

検印省略（定価はカバーに表示してあります）

ISBN978-4-7965-2613-5

©Yukihiro Michimata/2024/Printed in Japan